D1666080

Zentralstelle für Testtraining der GCA mbH (Hrsg.)

Andreas Köneke

Der Test für medizinische Studiengänge

Lösungen zu den veröffentlichten Originalversionen

Band 1: Lösungsbuch zu: "Der neue TMS"

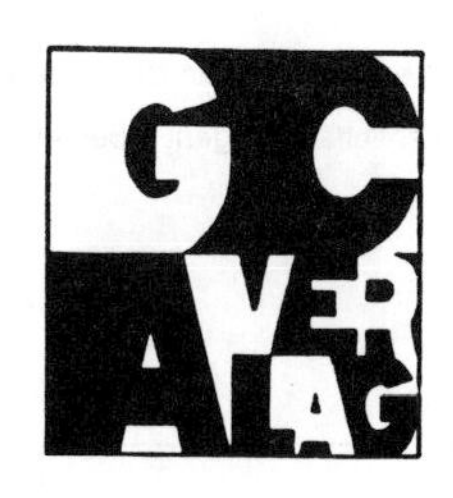

GCA-Verlag
GCA mbH · Herdecke

Die Deutsche Bibliothek - CIP-Einheitsaufnahme

Der Test für medizinische Studiengänge / Zentralstelle für Testtraining der GCA mbH (Hrsg.). -
Herdecke : GCA-Verl.
NE: Gesellschaft für Computeranwendungen <Nürnberg> / Zentralstelle für Testtraining

Lösungen zu den veröffentlichten Originalversionen.
Bd. 1. Lösungsbuch zu: "Der neue TMS" / Andreas Köneke.
3., durchges. Nachdr. der 1. Aufl. - 1994
ISBN 3-9802416-4-5
NE: Köneke, Andreas

1. Auflage April 1991
1., durchgesehener Nachdruck der 1. Auflage Mai 1992
2., durchgesehener Nachdruck der 1. Auflage Juli 1993
3., durchgesehener Nachdruck der 1. Auflage September 1994

Printed in Germany

Druck und Bindung: Zeitdruck, Dortmund

ISBN 3 9802416 4 5

Vorwort

Der Test für medizinische Studiengänge (TMS) ist für fast alle Bewerber um einen Medizinstudienplatz neben dem Abitur die zweite obligate Voraussetzung zur Aufnahme des Studiums. Ausnahmen sind lediglich kleine Gruppen, z.B. Nicht-EG-Ausländer oder Zweitstudienbewerber.

Das erfolgreiche Bearbeiten des TMS wird - nicht zuletzt aufgrund der teilweise bereits durchgeführten, teilweise für die nähere Zukunft geplanten drastischen Studienplatzkürzungen - immer wichtiger für die Aussicht auf eine Zulassung zum Medizinstudium. Sinnvolles Übungsmaterial spielt bei der Vorbereitung die wichtigste Rolle. Da die zwei zur Zeit aktuellen veröffentlichten Originalversionen des TMS ohne Zweifel eine seit einigen Jahren bewährte Vorbereitungsquelle darstellen, greifen viele TMS-Interessenten darauf zurück. Dabei konnte ich als Leiter von TMS-Vorbereitungsseminaren der Zentralstelle für Testtraining der GCA mbH (ZfTT) häufig feststellen, daß bei vielen Testinteressenten beim Bearbeiten dieser Testversionen zu Hause zu nicht gerade wenigen Aufgaben ungeklärte Fragen im Raum stehen blieben. Zwar können die Leistung und die richtigen Lösungen anhand des Lösungsschlüssels ermittelt werden, jedoch bleibt oftmals das für den Erfolg so wichtige Verständnis der Aufgaben aus. Hier erschien es sinnvoll, alle aktuellen Originalaufgaben mit umfangreichen Erläuterungen zu lösen und in Form eines zweibändigen Werkes allen TMS-Teilnehmern zugänglich zu machen. So besteht die Möglichkeit für jeden, sich über Testtrainingsseminare und die dort zur Anwendung kommenden Testversionen und Testanalysen hinaus mit den veröffentlichten Originalaufgaben noch effektiver als bisher möglich zu befassen. Der zweite Band zu dieser Reihe ist unter dem Titel "Der Test für medizinische Studiengänge - Lösungen zu den Originalversionen - Band 2: Lösungsbuch zu: Test für medizinische Studiengänge - aktualisierte Originalversion 2" unter der ISBN 3-9802416-5-3 im gleichen Verlag erschienen.

Ich danke dem GCA-Verlag für die kooperative Zusammenarbeit. Der Zentralstelle für Testtraining der GCA mbH gilt mein besonderer Dank. Durch die tatkräftige Unterstützung des Trainerteams der ZfTT konnte ein gutes Konzept für dieses Buch entwickelt werden, das - so ist zu hoffen - keine Frage bei der Bearbeitung der dazugehörigen Originalversion offenläßt.

Herdecke, im März 1991 Andreas Köneke

Inhaltsverzeichnis

Willkommen an Bord!

Wer um die Kostenstürme und die deswegen an vielen Stellen gestrichenen Segel im Gesundheitswesen weiß, ahnt die Odyssee, die uns Mediziner in den nächsten Jahren erwarten kann. Da zeigen Sie als junger Studienplatzbewerber im medizinischen Bereich viel Mut, diese Bürden trotzdem noch auf sich zu nehmen - für das Wohl unserer Bevölkerung. Sie beweisen damit ein Engagement, das für Studierende als vorbildlich zu bezeichnen ist.

Damit Sie nun bei so viel persönlichem Einsatz auch sofort zu Ihrem Traumstudium zugelassen werden, haben wir für Sie eine sturmerprobte Crew zusammengestellt, die Ihnen mit etwas Unterstützung eine Odyssee auf dem Weg zum Studium ersparen will. Denn unser Steuermann kennt den Kurs, und unsere Matrosen wissen günstige Winde; ihr gemeinsames Ziel ist es, Sie mit Seminaren und Literatur sicher über den Ozean der Studienzulassung zu führen. Steigen Sie ein! Stürme und Irrfahrten sind out. Wenigstens bei uns.

Einleitung

Dieses Buch soll dem leichteren Verständnis der Originalversion "Der neue TMS" dienen. Es empfiehlt sich, zunächst die Originalversion selbständig unter Zeitdruck (Original-TMS-Zeitplan) durchzuarbeiten. Danach sollte eine Auswertung bezüglich der erreichten Punktzahl erfolgen. Eine Errechnung des Testwertes ist leider nicht möglich, da seitens des Herausgebers der Originalversion keine Angaben zu Mittelwert und Standardabweichung gemacht werden. Im Anschluß an die Auswertung sollte dann versucht werden, die noch nicht gelösten Aufgaben selbständig zu lösen. Anschließend ist ein Vergleichen der eigenen Lösungswege mit den in diesem Buch gezeigten Lösungswegen sinnvoll. Wichtig ist, daß der Trainierende zuerst selbst über die Problematik nachdenkt, sodaß er seine Lösungsansätze mit den hier gezeigten vergleichen kann. Es bringt dagegen weniger Trainingserfolg, wenn zu jeder neuen Aufgabe die in diesem Buch gezeigten Lösungen ohne eigene Lösungsvorschläge oder -ideen herangezogen werden. Sinn dieses Buches ist es nicht, vorgefertigte Lösungen zu jedem Problem anzubieten, sondern bei wirklich unverstandenen Aufgaben eine Hilfestellung zu geben und neben den eigenen Lösungswegen andere Strategien aufzuzeigen.
Zur einfacheren Handhabung ist dieses Buch so gestaltet, daß der Seitenaufbau bezüglich der Lösugsanordnungen weitestgehend den Aufgabenanordnungen in der Originalversion entspricht. Dabei ist viel Freiraum für eigene Notizen zu den gezeigten Lösungswegen vorhanden.

LÖSUNGEN ZU:

DER NEUE TMS

(TMS)

Teil A

Name:__________________________________

Vorname:________________________________

11

Muster zuordnen

Die folgenden Beschreibungen sollen helfen, die jeweils richtigen Musterausschnitte aus den fünf Antwortmöglichkeiten herauszufinden. Zur Orientierung werden die Musterausschnitte auf den Mustern und die jeweiligen Fehler wiederum auf den Musterausschnitten lokalisiert. Es werden alle Veränderungen in den jeweils falschen Musterausschnitten aufgezeigt und beschrieben, wodurch die Fähigkeit, eingebaute Fehler zu erkennen und zu systematisieren, trainiert werden kann.
Anmerkung: kleine Abweichungen wie etwas ungleich dicke Linien in Muster und Musterausschnitt, überzählige kleinste Punkte oder ähnliches können Druckungenauigkeiten sein und werden an den entsprechenden Stellen erwähnt.

1) Lösung: (C)

(A) Lokalisation: oben, Mitte
Fehler: Im linken unteren Bildquadranten fehlt ein senkrechter Strich.
(B) Lokalisation: oben, links
Fehler: Im linken oberen Bildquadranten fehlen die Punkte zwischen zwei senkrechten Strichen.
(C) Lokalisation: Mitte des Musters
Fehler: -
(D) Lokalisation: unten, Mitte
Fehler: Im mittleren unteren Bildbereich fehlen Aufzweigungen.
(E) Lokalisation: oben, rechts
Fehler: Im linken oberen Bildquadranten fehlt ein senkrechter Strich.

2) Lösung: (D)

(A) Lokalisation: oben, rechts
Fehler: Am linken unteren Bildrand weist die nach links gebogene Linie einen zusätzlichen Abzweig zu dem Knäuel auf.
(B) Lokalisation: oben, rechts
Fehler: Der Musterausschnitt geht nach rechts über den Rand des Musters hinaus.
(C) Lokalisation: Mitte, links
Fehler: Die zweite Linie unten rechts, die zum unteren Bildrand läuft, müßte rechts von der rechten Linie wieder aufsteigen.
(D) Lokalisation: oben, rechts
Fehler: -
(E) Lokalisation: unten, links
Fehler: Etwa in der Bildmitte verläuft senkrecht eine Dopellinie.

3) Lösung: (C)

(A) Lokalisation: oben, rechts
Fehler: In der unteren rechten Bildecke ist die Doppellinie schwarz ausgefüllt worden.
(B) Lokalisation: oben, Mitte
Fehler: Der rechte Schlauch mit den knopfähnlichen Enden fehlt.
(C) Lokalisation: unten, rechts
Fehler: -
(D) Lokalisation: Mitte, links
Fehler: Links neben dem Schlauch, der sich etwas links unterhalb der Mitte befindet, fehlt ein kleiner Kreis.
(E) Lokalisation: oben, Mitte
Fehler: Der dicke Punkt in der Bildmitte ist nach unten links verschoben worden.

4) Lösung: (B)

(A) Lokalisation: Mitte, rechts
Fehler: Die Punkte in dem großen weißen Feld fehlen.
(B) Lokalisation: oben,rechts
Fehler: - (offensichtlich drucktechnisch bedingte kleine Unterbrechung der senkrechten Linie im unteren Randbereich)
(C) Lokalisation: unten, rechts
Fehler: Unten links gehen die Punkte zu dicht an die Pfeilspitze heran.
(D) Lokalisation: oben, rechts
Fehler: Im oberen rechten Bildquadranten fehlt eine senkrechte Teilung direkt unter dem Feld mit den Punkten.
(E) Lokalisation: unten, Mitte
Fehler: In der unteren Bildhälfte fehlen die Punkte im linken Bereich des durchgehenden weißen Feldes.

5) Lösung: (B)

(A) Lokalisation: oben, links
Fehler: Der Ausschnitt geht über den linken Musterrand hinaus und enthält in der unteren linken Ecke ein angeschnittenes Oval zuviel.
(B) Lokalisation: oben, rechts
Fehler: -
(C) Lokalisation: unten, links
Fehler: Im rechten oberen Bildquadranten fehlt rechts neben der senkrechten Linie das untere Oval.
(D) Lokalisation: oben, rechts
Fehler: Im unteren rechten Bildquadranten fehlt ein längliches Oval in der weißen Fläche (bei dem schwarzen Punkt, der in der Bildmitte vorliegt, kann es sich möglicherweise um eine kleine Druckungenauigkeit handeln).
(E) Lokalisation: oben, links
Fehler: In der unteren linken Bildecke fehlt die Begrenzungslinie an den Ovalen.

6) Lösung: (A)

(A) Lokalisation: unten, links
Fehler: -
(B) Lokalisation: oben, links
Fehler: Im oberen linken Bildquadranten ist die rechte diagonale Linie von oben rechts nach unten links überzählig.
(C) Lokalisation: Mitte des Musters
Fehler: Die dicke schräge Linie im linken oberen Bildquadranten wird im Muster von einer dünneren Schleife gekreuzt, die auch in diesem Bildquadranten teilweise sichtbar sein müßte.
(D) Lokalisation: oben, links
Fehler: Die geschlängelte Linie im rechten unteren Bildquadranten ist einmal zuviel geschlängelt.
(E) Lokalisation: Mitte des Musters
Fehler: Die geschlängelte Linie müßte im linken unteren Bildquadranten sichtbar sein.

7) Lösung: (B)

(A) Lokalisation: unten, rechts
Fehler: Die schraffierte Fläche am unteren linken Bildrand ist zu lang.
(B) Lokalisation: oben, Mitte
Fehler: -
(C) Lokalisation: oben, links
Fehler: Am unteren linken Bildrand ist eine Doppellinie nur einfach gezeichnet.
(D) Lokalisation: unten, Mitte
Fehler: Der linke Zapfen der schraffierten Fläche im linken unteren Bildquadranten ist zu lang (gleicher Fehler wie bei (A), nur anderer Ausschnitt).
(E) Lokalisation: oben, Mitte
Fehler: Die beiden waagerechten Linien am oberen Bildrand liegen zu tief. Die Diagonale im rechten oberen Bildquadranten ist nicht unterbrochen.

8) Lösung: (D)

(A) Lokalisation: unten, Mitte
Fehler: Die nahezu waagerechte Linie am unteren Bildrand ist bei der Kreuzung der fetten senkrechten Linie unterbrochen.
(B) Lokalisation: oben, links
Fehler: Die Diagonale von links unten nach rechts oben ist bei der Kreuzung mit der rechten senkrechten Linie nicht unterbrochen.
(C) Lokalisation: oben, rechts
Fehler: Am linken Bildrand ist eine überzählige senkrechte Linie vorhanden.
(D) Lokalisation: Mitte des Musters
Fehler: -
(E) Lokalisation: oben, Mitte
Fehler: Die Diagonale von links unten nach rechts oben ist im rechten oberen Bildquadranten bei der Kreuzung anderer Linien nicht mehr unterbrochen.

9) Lösung: (C)

(A) Lokalisation: oben, links
Fehler: Im oberen rechten Bildquadranten fehlt die rechte geschlängelte Linie.
(B) Lokalisation: Mitte, rechts
Fehler: Im mittleren Bereich der geschlängelten Linie fehlen senkrechte Verbindungen.
(C) Lokalisation: oben, links (wie (A))
Fehler: -
(D) Lokalisation: Mitte, rechts
Fehler: Im mittleren Bereich der geschlängelten Linie fehlen wie bei (B) die senkrechten Verbindungen.
(E) Lokalisation: Mitte, links
Fehler: Die rechte geschlängelte Linie fehlt.

10) Lösung: (E)

(A) Lokalisation: Mitte, links
Fehler: Etwas links unter der Mitte fehlt ein kleiner Schlauch.
(B) Lokalisation: oben, rechts
Fehler: In der linken unteren Bildecke sind ein großer und zwei kleine Kreise überzählig.
(C) Lokalisation: Mitte des Musters
Fehler: Am oberen Rand befinden sich zwei überzählige Schläuche.
(D) Lokalisation: oben, rechts
Fehler: Am unteren linken Rand befindet sich ein überzähliger Schlauch. Am unteren rechten Rand fehlt ein Schlauch.
(E) Lokalisation: Mitte, links
Fehler: -

11) Lösung: (B)

(A) Lokalisation: Mitte, rechts
Fehler: In der linken oberen Ecke fehlt eine nahezu senkrechte Abtrennung.
(B) Lokalisation: unten, Mitte
Fehler: -
(C) Lokalisation: Mitte, rechts
Fehler: Der diagonale Strich, der in der linken unteren Bildecke entspringt, ist überzählig.
(D) Lokalisation: oben, Mitte
Fehler: Unter dem Wort "stoma" sind zwei kurze Strichansätze zu viel.
(E) Lokalisation: oben, Mitte
Fehler: Im oberen Drittel des Ausschnittes fehlen zwei senkrechte Abtrennungen.

12) Lösung: (A)

(A) Lokalisation: unten, links
Fehler: -
(B) Lokalisation: Mitte des Musters
Fehler: Die gestrichelte Linie im linken unteren Bildquadranten läuft nicht bis in den Kasten hinein.
(C) Lokalisation: unten, links
Fehler: Im linken unteren Bildquadranten wäre eine Gabelung zu erwarten.
(D) Lokalisation: unten, Mitte
Fehler: Im oberen rechten Bildquadranten ist eine gepunktete Linie zu viel.
(E) Lokalisation: Mitte, rechts
Fehler: Unter der Schar gestrichelter Linien wäre eine weitere gleiche Linie zu erwarten.

13) Lösung: (C)

(A) Lokalisation: oben, Mitte
Fehler: In der unteren rechten Bildecke befindet sich eine fälschlicherweise gepunktete Fläche.
(B) Lokalisation: Mitte, rechts
Fehler: Im oberen linken Bildquadranten ist die zweite fette Linie von rechts nicht unterbrochen.
(C) Lokalisation: unten, links
Fehler: -
(D) Lokalisation: unten, rechts
Fehler: In der unteren rechten Bildecke liegt über den angeschnittenen Buchstaben "cer" eine überzählige waagerechte Linie.
(E) Lokalisation: Mitte, rechts
Fehler: In der linken unteren Bildecke hat die dicke schwarze Linie einen Abzweig in Richtung linke untere Bildecke zuviel.

14) Lösung: (D)

(A) Lokalisation: Mitte, links
Fehler: In der Mitte des Ausschnittes fehlt eine senkrechte Abgrenzung.
(B) Lokalisation: Mitte des Musters
Fehler: In der Mitte des linken Randes ist fälschlicherweise ein gestrichelter Kreis angeschnitten.
(C) Lokalisation: oben, links
Fehler: Im unteren linken Bildquadranten ist fälschlicherweise eine etwas oberhalb der unteren linken Bildecke entspringende, schräg liegende Unterteilung eingezeichnet.
(D) Lokalisation: Mitte, links
Fehler: -
(E) Lokalisation: unten, links
Fehler: Im rechten unteren Bildquadranten fehlt eine senkrechte Unterteilung.

15) Lösung: (B)

(A) Lokalisation: unten, links
Fehler: Im oberen rechten Bildquadranten sind die Fünfecke gegenüber dem Muster komplementär ausgefüllt.
(B) Lokalisation: oben, Mitte
Fehler: -
(C) Lokalisation: Mitte, links
Fehler: Die Linie vom linken Bildrand zum Fünfeck in der Ausschnittsmitte ist durchgezogen.
(D) Lokalisation: Mitte des Musters
Fehler: Das rechte der beiden Fünfecke im unteren linken Bildquadranten ist nicht ausgefüllt.
(E) Lokalisation: oben, links
Fehler: Im unteren rechten Bildquadranten befindet sich an dem etwas verdickten Punkt eine Abzweigung zuviel.

16) Lösung: (A)

(A) Lokalisation: oben, rechts
Fehler: -
(B) Lokalisation: oben, links
Fehler: In der Mitte des linken Bildrandes ist ein "S." zu erkennen; hier müßte "S.F." stehen.
(C) Lokalisation: unten, rechts
Fehler: Rechts neben der gegabelten Linie in der unteren rechten Bildecke müßte eine weitere, ähnlich aussehende, um 90° zu dieser Linie gedrehte und gegabelte Linie zu sehen sein.
(D) Lokalisation: oben, links
Fehler: In der oberen linken Bildecke steht "S." statt "S.R.".
(E) Lokalisation: Mitte, links
Fehler: Die gesamte Fläche am oberen Bildrand ist ausgefüllt.

17) Lösung: (E)

(A) Lokalisation: Mitte, rechts
Fehler: Das schraffierte Feld in der unteren linken Bildecke stammt aus einem anderen Musterbereich.
(B) Lokalisation: oben, rechts
Fehler: Die zwei nebeneinander liegenden Balken in der Schraffur des oberen linken Bildquartals liegen zu dicht zusammen.
(C) Lokalisation: unten, links
Fehler: Der schwarze Diagonalbalken in der Mitte des linken Bilddrittels liegt um ein Feld zu weit links.
(D) Lokalisation: Mitte des Musters
Fehler: Die Diagonalbalken am unteren Bildrand liegen zu dicht zusammen.
(E) Lokalisation: oben, Mitte
Fehler: -

18) Lösung: (C)

(A) Lokalisation: oben, rechts
Fehler: Die gestrichelte Linie über "7b" (am unteren Bildrand) fehlt.
(B) Lokalisation: unten, Mitte
Fehler: Im oberen rechten Bildquadranten fehlt die senkrechte Linie links neben "7b" und im unteren rechten Bildquadranten fehlt die Fortsetzung der senkrechten Schraffur nach links.
(C) Lokalisation: oben, rechts
Fehler: -
(D) Lokalisation: Mitte des Musters
Fehler: Die Begrenzungslinie der waagerechten Schraffur links unten neben "7b" ist nicht gestrichelt, sondern durchgezogen.
(E) Lokalisation: oben, rechts
Fehler: Im unteren rechten Bildquadranten liegen fälschlicherweise Linien im weißen Feld.

19) Lösung: (A)

(A) Lokalisation: unten, rechts
Fehler: -
(B) Lokalisation: Mitte des Musters
Fehler: In der linken unteren Bildecke fehlt eine senkrechte unterbrochene Linie; außerdem ist die senkrechte Linie, die etwas rechts neben der linken oberen Bildecke entspringt, zu kurz gezeichnet.
(C) Lokalisation: oben, rechts
Fehler: Der Punkt am unteren Ende der senkrechten Linie in der Bildmitte ist zu klein.
(D) Lokalisation: unten, rechts
Fehler: Der linke senkrechte Strich am unteren Ausschnittsrand ist nach oben zu kurz.
(E) Lokalisation: unten, rechts
Fehler: In der Mitte der oberen Randregion fehlt ein kleiner Kreis.

20) Lösung: (D)

(A) Lokalisation: oben, links
Fehler: Die geschwungene Linie, die etwas oberhalb der Mitte des linken Randes entspringt, endet rechts zu früh.
(B) Lokalisation: unten, rechts
Fehler: In dem großen freien Feld im linken unteren Bildquadranten fehlt eine Linienstruktur.
(C) Lokalisation: unten, links
Fehler: Im linken unteren Bildquadranten fehlen die Zahlen "21" und "20". Die "20" müßte angeschnitten sein.
(D) Lokalisation: Mitte des Musters
Fehler: -
(E) Lokalisation: oben, rechts
Fehler: In der rechten unteren Bildecke fehlt eine dünne Linie von links unten nach rechts oben.

21) Lösung: (D)

(A) Lokalisation: unten, Mitte
Fehler: Rechts neben dem Feld, in dem "Ad" steht, befindet sich eine kleine schraffierte Fläche (rechter unterer Bildquadrant).

(B) Lokalisation: oben, links
Fehler: Etwas rechts neben der oberen linken Bildecke entspringt fälschlicherweise eine senkrechte Linie. Über dem schraffierten Feld mit "Thy" liegt ein kurzer schräger Strich.

(C) Lokalisation: oben, links
Fehler: Etwas rechts neben der linken oberen Bildecke müßte eine schräge gestrichelte Linie entspringen und in Richtung rechts unten verlaufen.

(D) Lokalisation: oben, Mitte
Fehler: -

(E) Lokalisation: Mitte, links
Fehler: In dem angeschnittenen Feld am unteren Bildrand müßte der obere Anschnitt der Buchstaben "Ad" sichtbar sein.

22) Lösung: (C)

(A) Lokalisation: unten, Mitte
Fehler: Die von oben kommende Senkrechte in der rechten Bildhälfte trifft ohne Unterbrechung auf die darunterliegende Struktur.

(B) Lokalisation: oben, rechts
Fehler: Im linken oberen Bildquadranten strahlt von links her eine nicht korrekte Linie ein; außerdem ist in der Mitte des oberen Bildrandes die Fortführung der Schraffur durch die Gabelung der dicken Linie zu erkennen.

(C) Lokalisation: Mitte des Musters
Fehler: -

(D) Lokalisation: Mitte, rechts
Fehler: Die Schraffur im rechten oberen Bildquadranten scheint senkrecht "abgeschnitten".

(E) Lokalisation: Mitte, links
Fehler: Die von oben in den oberen linken Bildquadranten einstrahlende Linie verzweigt sich nicht vollständig.

23) Lösung: (E)

(A) Lokalisation: unten, Mitte
Fehler: Teilweise sehr schwache Linien (möglicherweise drucktechnisch bedingt); im unteren linken Bildquadranten fehlt unterhalb der schwarzen Fläche eine schräg verlaufende Linie fast vollständig.

(B) Lokalisation: oben, rechts
Fehler: Im oberen rechten Bildquadranten ist das schwarze Feld nach links zu lang. Im unteren rechten Bildquadranten fehlt in der oberen linken Quartalsecke eine mehr horizontal verlaufende Linie; viele andere Linien sind teilweise unterbrochen (möglicherweise drucktechnisch bedingt).

(C) Lokalisation: oben, links
Fehler: Im oberen linken Bildquadranten sind zwei Flächen schwarz ausgefüllt worden.

(D) Lokalisation: unten, Mitte
Fehler: Im oberen rechten Bildquadranten sind mehrere schwarze Flächen hinzugefügt worden.

(E) Lokalisation: oben, Mitte
Fehler: - (trotzdem kleine, vermutlich durch die Drucktechnik bedingte Unterbrechungen der sehr dünnen Linien)

24) Lösung: (E)

(A) Lokalisation: unten, links
Fehler: Im rechten Bildbereich ist eine senkrechte Linie zuviel eingezeichnet.

(B) Lokalisation: Mitte des Musters
Fehler: In der Mitte des unteren Randbereichs befindet sich eine überzählige Linienkreuzung; die kleinen Unterbrechungen der Linien scheinen drucktechnischen Ursprungs zu sein.

(C) Lokalisation: unten, rechts
Fehler: Im oberen rechten Randbereich sind in den Aufgabelungen der von links kommenden Linien Punkte eingezeichnet.

(D) Lokalisation: oben, Mitte
Fehler: Die Punkte an den Enden der von oben in die Kreise einmündenden äußeren Linien sind zu klein.

(E) Lokalisation: unten, Mitte
Fehler: - (der Punkt in der Mitte der rechten Senkrechten aus der linken Linienschar scheint ein drucktechnisch bedingter Fehler zu sein)

Nachfolgend werden alle aufgeführten Antwortmöglichkeiten jeder Aufgabe begründet oder widerlegt. Dabei wird immer auf im Text vorhandene Zusammenhänge hingewiesen. Alle Begründungen lassen sich aus den zu den jeweiligen Aufgaben gehörenden Texten entnehmen.

25) Lösung: (E)

I. Xylose wird laut Text mit dem gebundenen Wasser kaum resorbiert, sondern fast vollständig wieder ausgeschieden. Xylose kann daher keine wesentliche Erhöhung der Wasserresorption herbeiführen und folglich die mit der verringerten Wasserresorption verbundenen Beschwerden nicht mildern.

II. Traubenzucker ist eine Zuckerart, die weitgehend resorbiert, also durch die Darmwand ins Blut transportiert wird. Eine Blockade dieses Transports kann nur durch Verabreichung adäquater Zuckerarten, die wie Traubenzucker weitgehend resorbiert werden, kompensiert werden, jedoch nicht durch Zuckerarten, die - wie Arabinose - kaum resorbiert werden.

III. Das Gegenteil ist der Fall. Durch Xylose wird das aufgenommene Wasser gebunden und fast vollständig wieder ausgeschieden, sodaß der Organismus bei erhöhter Xylose-Aufnahme weniger Wasser resorbieren kann.

26) Lösung: (A)

Laut Text wächst die Resistance mit abnehmendem Durchmesser der Atemwege. Sie muß bei dem beschriebenen Patienten also erhöht sein. Folglich können (D) und (E) ausgeschlossen werden.
Ist die Resistance erhöht, so wird die Lunge überbläht, also steigt das Residualvolumen. Aussage (C) ist folglich falsch.
Sind die Atemwege verengt, so kann pro Zeiteinheit weniger Luft forciert ausgeatmet werden als bei freien Atemwegen. Die Sekundenkapazität ist also verringert. Aussage (B) kann nun auch ausgeschlossen werden.
Nur Aussage (A) erfüllt alle Kriterien.

27) Lösung: (D)

Entzündliche Prozesse breiten sich bevorzugt entlang der Sehnenscheiden aus. Möglichkeiten wären in der Reihenfolge der Textinformation: Daumen ▹ Handwurzel (E), kleiner Finger ▹ Handwurzel (A), Daumen ▹ kleiner Finger (B), Ringfinger ▹ Handwurzel (C), Daumen ▹ Ringfinger, kleiner Finger ▹ Ringfinger. Eine Verbindung der Sehnenscheiden von Mittelfinger und Handwurzel, die für das Ausbreiten der Entzündung notwendig wäre, existiert jedoch nicht. (D) kann folglich ausgeschlossen werden und ist daher die gesuchte Lösung.

28) Lösung: (C)

Antibiotikum	Erreger I	Erreger II	Erreger III	Erreger IV
A	WH starke NW	WH starke NW	WH	WH
B	-	WH starke NW	WH	WH
C	WH geringe NW	WH geringe NW	WH	WH
D	-	-	WH keine NW	-
E	WH keine NW	WH keine NW	-	WH

WH: Wachstumshemmung
NW: Nebenwirkungen

Nur die Antibiotika A und C können das Wachstum aller Erreger hemmen. Antibiotikum C hat jedoch geringere Nebenwirkungen als Antibiotikum A. Lösung (C) muß daher der Vorzug gegeben werden.

29) Lösung: (C)

Folgendes Schema vereinfacht die Lösungsfindung:

RECHTE HERZHÄLFTE
▽▽▽
LUNGENKREISLAUF:
(kohlendioxidreiches Blut; Sauerstoffanreicherung)
Lungenarterien
▽
Lungenvenen
▽▽▽
LINKE HERZHÄLFTE
▽▽▽
KÖRPERKREISLAUF:
Aorta
▽
Hohlvenen
▽▽▽
RECHTE HERZHÄLFTE

(A) Das Blut, das aus dem Körperkreislauf kommt, ist kohlendioxidreich, nicht sauerstoffreich. Falsch ist außerdem, daß das Blut vom Herzen in die Lungenvenen gepumpt wird (siehe Schema).
(B) Das Blut erreicht über die Lungenvenen, nicht über die Lungenarterien das Herz (siehe Schema).
(C) Diese Aussage läßt sich aus dem Schema (also auch aus dem Text) entnehmen.
(D) Das Blut erreicht das Herz nur über Venen, niemals über Arterien.
(E) Durch die Lungenvenen fließt sauerstoffreiches Blut.

30) Lösung: (E)

I. Richtig. In der Drehebene beim Salto liegt eines der drei Bogengangsorgane, die auf beschleunigte Drehbewegungen reagieren.
II. Ebenso liegt beim Kopfschütteln eines der Bogengangsorgane in der für diese Bewegung maßgebenden Ebene. Auch hier findet eine Reizung statt.
III. Da Maculaorgane auf Geschwindigkeitsänderungen - also z.B. Abbremsen - reagieren, trifft diese Aussage ebenfalls zu.

31) Lösung: (D)

(A) Das Gegenteil ist der Fall: bei verringerter Wasseraufnahme wird Adiuretin freigesetzt.
(B) Das Gegenteil ist auch hier der Fall: vermehrte Adiuretinproduktion bewirkt eine Wasseranreicherung im Körper.
(C) Wiederum trifft das Gegenteil zu: stark salzhaltige Kost fördert die Adiuretinproduktion.
(D) Da das Krankheitsbild des Diabetes insipidus auf einer verminderten Wasserresorption beruht, Adiuretin jedoch die Rückresorption fördert, kann dieser Stoff zur Milderung der beschriebenen Symptome verwendet werden.
(E) Durch starken Wasserverlust wird die Adiuretinproduktion und damit eine vermehrte Rückresorption von Wasser eingeleitet.

32) Lösung: (B)

I. Eine Erhöhung der Herzfrequenz wird durch Stimulierung, nicht durch Blockade der β-Rezeptoren hervorgerufen.
II. Hier wird die Möglichkeit einer Herzfrequenzsenkung durch Blockierung des Parasympathikus ausgeschaltet (Atropin) und gleichzeitig eine Herzfrequenzerhöhung durch die Stimulierung der β-Rezeptoren hervorgerufen. Richtige Aussage.
III. Atropin bewirkt - wie für II. erläutert - eine Herzfrequenzerhöhung, keine Herzfrequenzerniedrigung.

33) Lösung: (E)

A. FEMORALIS

↙ ↘

A. femoralis	A. prof. femoris
- Unterschenkel	- Oberschenkel
- Fuß	- Arterien der hinteren Hüftregion

(A) Falsch. Eine - wenn auch verminderte - Füllung der A. prof. femoris beispielsweise kann auch durch die Arterien der hinteren Hüftregion bewirkt werden.
(B) Falsch. Unterschenkel und Fuß gehören nicht zum Versorgungsbereich dieser Arterie.
(C) Falsch. Der Oberschenkel wird durch die vor der Abschnürung abzweigende A. prof. femoris weiterhin versorgt.
(D) Falsch. Die A. prof. femoris ist laut Text die wichtigste Arterie für dieses Versorgungsgebiet.
(E) Richtig. Hier wird die wesentliche Arterie für das angesprochene Versorgungsgebiet abgeschnürt.

34) Lösung: (A)

I. Die unwillkürliche Atmungsrhythmik wird über das Atmungszentrum im Gehirn gesteuert. Eine Lähmung des Zentrums bedeutet also den Verlust der unwillkürlichen Atmungsrhythmik.

II. Das Gegenteil trifft zu: bei drohender Überblähung werden die inspiratorischen Nervenzellen gehemmt.

III. Der Nervus Vagus leitet Informationen von der Lunge zum Gehirn. Er kann auf die Atmungsrhythmik lediglich modifizierend einwirken.

35) Lösung: (E)

I. Durch Alphazell-Tumoren entsteht proportionierter Riesenwuchs, kein Zwergwuchs.

II. Falsch. Auch im Erwachsenenalter treten bei STH-Produktionsstörung Symptome auf (siehe letzter Satz im Text).

III. Falsch. Im Erwachsenenalter hat STH keinen wesentlichen Einfluß auf das Längenwachstum.

36) Lösung: (C)

(A) Der Text enthält keinerlei Aussagen über Selen-Schwefel-Verbindungen.
(B) Falsch. Nicht Herz und Leber, sondern anreichernde Pflanzen haben die beschriebene Eigenschaft.
(C) 16 μg pro g Erde ist als hoher Bodenselengehalt angegeben. 4000 μg pro g Gewebe kann die Bärenschote aufnehmen. $16\ \mu g \cdot 20 = 3200\ \mu g < 4000\ \mu g$. Richtige Aussage.
(D) Die Selenkonzentration in Weidepflanzen (bis zu 25 μg/g Pflanzengewebe) kann durchaus über der Bodenkonzentration dieses Stoffes (max. 16 μg/g Erde) liegen.
(E) Falsch. Selen ist wichtiger Bestandteil tierischer und menschlicher Enzyme. Über Hülsenfrüchtler-Enzyme wird keine Aussage im Text gemacht.

37) Lösung: (A)

(A) Wenn ein Patient ein Objekt visuell erkennt, es jedoch nicht benennen kann, so kann er die Funktion des Objektes trotzdem pantomimisch darstellen. Ist der Patient nicht in der Lage, ein Objekt visuell zu erkennen, so wird er auch nicht die Funktion des Objektes demonstrieren können.
(B) - (E) Ungeeignete Methoden: auch bei visueller Agnosie kann ein Objekt durch Betasten oder durch Anhören eines charakteristischen Geräusches erkannt werden.

38) Lösung: (E)

(A) Propranolol blockiert die β-Rezeptoren. Richtige Aussage.
(B) Isoproterenol stimuliert die β-Rezeptoren. Eine nun mögliche Adrenalinwirkung auf diese Rezeptoren führt unter anderem zu erhöhter Glucosefreisetzung aus der Leber ins Blut. Die Glucosekonzentration im Blut steigt.
(C) Adrenalineinwirkung auf die β-Rezeptoren, die durch Isoproterenol stimuliert worden sind, führt laut Text auch zu einer erhöhten Herzfrequenz.
(D) Regitin wirkt nicht auf β-Rezeptoren, die Aussage trifft zu.
(E) Durch Propranololwirkung werden die β-Rezeptoren blockiert. Zu einer Erweiterung der Bronchien würde es jedoch bei stimulierten β-Rezeptoren kommen. Diese Antwort ist falsch und daher auf dem Antwortbogen zu markieren.

39) Lösung: (B)

(A) Muskelkontraktionen, die bei Ivermectinwirkung nicht mehr stattfinden können, sind die Voraussetzung für das Abstreifen der Schutzhülle. Richtige Aussage.
(B) Ivermectin wirkt auch auf ausgewachsene Würmer (siehe erster Satz im Text). Falsch und daher zu markieren.
(C) $20000 \cdot 0{,}2$ mg = 4000 mg. Selbst 4000 mg Ivermectin pro kg Körpergewicht sind für die genannten Tiere noch unschädlich.
(D) Da Bakterien und Pilze von den Fadenwürmern, auf die das von den Bakterien und Pilzen ausgeschiedene Ivermectin wirkt, gefressen werden, schützt der Ivermectin-Ausstoß die Bakterien und Pilze vor einer zu starken Vermehrung der Würmer. Dies ist für die Selbsterhaltung der Bakterien und Pilze wichtig.
(E) Wird einer Fadenwurmlarve Ivermectin zugeführt, so kann sie sich - wie aus (A) ersichtlich - nicht weiterentwickeln.

40) Lösung: (B)

I. Das Gegenteil ist der Fall: wenn die Follikelhormonkonzentration stark erhöht ist, dann findet keine Implantation der Blastozyste statt.

II. Als Beispiel sind im Text Bär, Dachs, Marder und Rehwild aufgeführt. Richtige Aussage.

III. Das Gegenbeispiel zu dieser Aussage wird im letzten Satz des Textes gegeben.

41) Lösung: (B)

I. Das Gegenteil wird eintreten: ist die Zungenspitze verätzt, so können auch die an dieser Stelle vorliegenden Rezeptoren für "süß" nicht mehr funktionsfähig sein.

II. Nach dieser Aussage werden fast nur noch Geschmackswahrnehmungen vom Glossopharyngeus-Nerven weitergeleitet. Hier ist die Geschmacksempfindung "bitter".

III. Falsch. Der Chorda-tympani-Nerv leitet auch weitere Geschmacksqualitäten, die bei dessen Verletzung in Mitleidenschaft gezogen wären.

42) Lösung: (C)

I. Gegenbeispiel:
$RQ_{Kohlenhydrat}$ = 1,0 (bei einem Brennwert von Kohlenhydraten von 17,2 kJ/g)
RQ_{Fett} = 0,7 (bei einem Brennwert von Fett von 38,9 kJ/g)
Fett hat im Vergleich zu Kohlenhydraten einen höheren Brennwert bei niedrigerem RQ.

II. Fett: 10 · 38,9 kJ/g = 389 kJ/g
Eiweiß: 30 · 17,2 kJ/g = 516 kJ/g
Die Aussage ist falsch.

III. RQ = $CO_2 : O_2$
Ist RQ = 1, so wird gleichviel CO_2 abgeatmet wie O_2 eingeatmet. Wenn RQ kleiner werden soll als 1, so muß entweder weniger CO_2 ab- oder mehr O_2 eingeatmet werden. In jedem Fall wird dann weniger CO_2 ab- als O_2 eingeatmet.

43) Lösung: (A)

I. Richtig. Chimären bestehen aus mindestens zwei Blastomeren, die jeweils von verschiedenen Eltern kommen. Blastomeren entwickeln sich erst nach der Begattung, sodaß zu jeder der experimentell gewonnenen Blastomeren zwei Elternteile gehören.

II. Falsch. Alle Blastomeren einer Eizelle sind erbgleich, enthalten also dieselbe genetische Information.

III. Es können aus einer verpflanzten Blastomere nur eineiige Mehrlinge, also erbgleiche Individuen, entstehen. Das ist bei verschiedengeschlechtlichen Jungtieren nicht der Fall.

44) Lösung: (D)

I. Es kann lediglich kein Druckausgleich mehr zwischen Mittelohr und Umgebung stattfinden.

II. Beim Schluckakt öffnet sich die Eustachische Röhre. Ein Druckausgleich ist möglich.

III. Schwerhörigkeit tritt nach Textaussage bei Druckdifferenzen zwischen Innen- und Außenraum aufgrund der dadurch verursachten verminderten Schwingungsfähigkeit des Trommelfells auf. Ein Druckausgleich ist jedoch nur durch die geöffnete Eustachische Röhre möglich.

45) Lösung: (B)

I. Wenn sich ein Blutstau noch vor dem Lungenkreislauf einstellt, so ist auf keinen Fall mit den Folgen eines plötzlichen Druckanstiegs in den Lungenkapillaren zu rechnen.

II. Hier staut sich das Blut unmittelbar nach dem Lungenkreislauf. Eine Druckerhöhung im Lungenkreislauf ist bei fortbestehender Stauung nicht auszuschließen.

III. Wird der kolloidosmotische Druck erhöht, so sinkt der Blutdruck. Ein Lungenödem wäre hier jedoch die Folge von zu hohem Blutdruck.

46) Lösung: (C)

(A) Falsch. Es kann auch ein Druckausgleich durch die Aorta und die anderen Arterien erfolgen.
(B) Es kann nicht der Strömungswiderstand verringert, sondern der Druck erhöht werden.
(C) Die Venen sind passiv sehr dehnbar. Mit zunehmendem Gefäßdurchmesser sinkt der Strömungswiderstand. Arterien dagegen werden aufgrund ihrer Elastizität durch Druck gedehnt und kontrahieren aktiv, erhöhen also den Strömungswiderstand. Diese Aussage kann als die richtige angesehen werden.
(D) Nicht die Venen, sondern die Arterien haben diese Eigenschaft.
(E) Falsch. Alle anderen Arterien können trotzdem eine unveränderte Elastizität besitzen und somit für die Druckregulierung sorgen.

47) Lösung: (D)

Es darf keine Verengung des Schlemmschen Kanals (bewirkt durch Sympathikusaktivität) durch Medikamente herbeigeführt werden. Der Parasympathikus, der zur Erweiterung des Kanals beiträgt, darf in seiner Wirkung nicht eingeschränkt werden. Folglich dürfen keine Sympathomimetika und Parasympatholytika verabreicht werden, während Sympatholytika und Parasympathomimetika einen vermehrten Abfluß des Augenkammerwassers, also einen gewünschten Effekt, erzielen können. Aus dieser Darstellung läßt sich nur die Aussage (D) ableiten.

48) Lösung: (B)

RF = Wanderungsgeschwindigkeit : Fließmittelgeschwindigkeit

(A) Richtig. Der maximale RF-Wert ist dann erreicht, wenn die Adsorptionskraft gegen Null geht.

(B) große Elutionskraft = schnelles Eluieren des Stoffes vom Kieselgel = großer RF-Wert. Die Aussage ist falsch und daher zu markieren.

(C) Da die Luftfeuchtigkeit nach dem letzten Satz des Textes umgekehrt proportional zur Adsorptionskraft ist und diese wiederum umgekehrt proportional zum RF-Wert, ist die Luftfeuchtigkeit direkt proportional zum RF-Wert. Der RF-Wert steigt also mit zunehmender Luftfeuchtigkeit.

(D) Wie in (C) ausgeführt, ist die Adsorptionskraft umgekehrt proportional zur Luftfeuchtigkeit. Das bedeutet eine hohe Adsorptionskraft bei niedriger Luftfeuchtigkeit.

(E) Die Wanderungsgeschwindigkeit verhält sich direkt proportional zum RF-Wert und zur Elutionsgeschwindigkeit, woraus sich die gefragte direkt Proportionalität zwischen RF-Wert und Elutionskraft ableiten läßt.

Schlauchfiguren

Die folgenden Ausführungen begründen die richtigen Lösungen. Um den Umgang mit diesem Untertest leichter zu erlernen, ist es empfehlenswert, anhand eines Übungswürfels die dargestellten Figuren nachzustellen.

49) Lösung: (C)

Die Schlauchfigur links beschreibt unter der Decke des Würfels einen Kreis. Diese Formation findet man nur bei der Darstellung von unten im hinteren Würfelbereich wieder.

50) Lösung: (B)

Man beachte die Schlauchenden: das obere Schlauchende ist nur bei der Darstellung von links im Querschnitt so zu erkennen, daß man hineinschauen kann.

51) Lösung: (E)

Der Schlauch schwebt auf beiden Abbildungen im Würfel. Es bieten sich daher zunächst die Lösungen (A), (B) und (E) an. Nur bei der Ansicht von hinten kann man jedoch den Querschnitt des sichtbaren Schlauchendes erkennen.

52) Lösung: (E)

Die Schläuche weisen eine Spiegelsymmetrie im Verlauf auf. Daher kommt nur Lösung (E) in Betracht.

53) Lösung: (B)

Auf dem linken Bild erkennt man am Boden des Würfels ein Schlauchende, das, nachdem der Schlauch einen auf dem Boden liegenden Kreis beschrieben hat, nach rechts zeigt. Auf dem rechten Bild zeigt dieses Ende nach der Beschreibung eines Kreises auf dem Würfelboden nach hinten. Das ist nur bei der Ansicht von links möglich.

54) Lösung: (E)

Ähnlich wie bei den Bildern 51) und 52) ist hier eine Spiegelsymmetrie zu erkennen. Nur bei Lösung (E) ist dies möglich.

55) Lösung: (D)

Der Schlauch des linken Bildes beschreibt im oberen Bereich einen Bogen, der im Vordergrund gegen die Decke stößt. Er muß also bei der Ansicht von oben im Vordergrund auf dem Boden sichtbar sein.

56) Lösung: (B)

Der Schlauch stößt rechts wie links gegen die Decke. Dieses deutet auf eine Ansicht von hinten, rechts oder links hin. (E) ist wegen der fehlenden Spiegelsymmetrie nicht möglich. Bei einer Ansicht von rechts wäre das im linken Bild rechts erkennbare Schlauchende im Vordergrund sichtbar. Lösung (B) ist so durch Ausschluß von (A) und (E) ermittelt worden.

57) Lösung: (A)

Der Schlauch links ist im Vordergrund oben mit Klebeband oder ähnlichem umwickelt worden. Dieses Band finden wir auf dem rechten Bild links wieder. Das bedeutet eine Ansicht von rechts.

58) Lösung: (E)

Hier ist wieder - wie bei 51), 52) und 54) - eine zwar durch die Perspektive begrenzte, aber gut erkennbare Spiegelsymmetrie vorhanden. Eindeutig wird die Ansicht von hinten auch durch die gut sichtbaren Schlauchenden.

59) Lösung: (D)

Eine Ansicht von rechts, links oder hinten ist hier nicht möglich. Die Ansicht von oben ist durch den Verlauf des im linken Bild am Boden liegenden Kabels im Hintergrund des rechten Bildes zu begründen.

60) Lösung: (A)

Links erkennt man zwei Knoten und zwei Schlauchenden, von denen das rechte oben in der Mitte der Seitenwand und das linke in der Ecke vorne oben endet. Bei der Ansicht von rechts kommt das letztgenannte Ende hinten oben links zu liegen, die Knoten ändern ihre Lage bezüglich der waagerechten Ebene nicht.

61) Lösung: (B)

Auf dem linken Bild scheint der kleine Bogen aus dem großen herauszutreten, muß also bei der Ansicht von links rechts von dem großen Bogen zu liegen kommen.

62) Lösung: (A)

Das Schlauchende, welches in der Ecke hinten oben links liegt und nach links zeigt, zeigt auf dem rechten Bild bei Ansicht von rechts nach hinten, während es in der Ecke hinten oben rechts liegt.

63) Lösung: (C)

Hier muß zwischen (C) und (D) entschieden werden. Nur bei der Ansicht von unten liegen die Schlauchenden beide unten rechts.

64) Lösung: (A)

Eine gute Orientierungsmöglichkeit bietet der senkrechte Schlauchabschnitt, der auf dem linken Bild vorne links liegt, bei Ansicht von rechts also hinten links liegen muß.

65) Lösung: (D)

Ansichten von rechts, links oder hinten kommen hier nicht in Frage. Die Ansicht von oben kann schon allein durch das Schlauchende des gestreiften Schlauches unter der Decke des linken Bildes, das nun im Vordergrund liegen muß, erklärt werden.

66) Lösung: (C)

Die Ansichten von rechts und links können von vornherein ausgeschlossen werden. Die Ansicht von hinten ist wegen fehlender Achsensymmetrie auch nicht möglich. Nur bei der Ansicht von unten verläuft der diagonale Schlauchabschnitt von links oben nach rechts unten.

67) Lösung: (D)

Bei einer Ansicht von rechts oder links müßte der Schlauch in mehr oder weniger senkrechten Ebenen verlaufen, bei einer Ansicht von hinten wäre Achsensymmetrie zum linken Bild erkennbar. Der Knoten ist im linken Bild hinten unten sichtbar. Rechts findet man diesen Knoten oben wieder, was nur bei einer Ansicht von oben möglich ist.

68) Lösung: (A)

Diese Schlauchfigur ist im oberen Bereich auf dem linken Bild nicht gut erkennbar. Im unteren Bereich liegt jedoch eine größere Schlaufe über einer kleineren und scheint diese auf der rechten Seite zu umschließen. Für die Ansicht von rechts bedeutet das eine Lage dieser Schlaufe im Vordergrund auf dem Boden.

69) Lösung: (D)

Bemüht man sich, das gut im Querschnitt sichtbare Schlauchende des rechten Bildes im linken Bild wiederzuerkennen, so kann man es im oberen rechten Bereich des Bildes erahnen. Soll man dieses in der Frontansicht nach oben zeigende Ende nun im Querschnitt sehen, so ist eine Ansicht von oben notwendig.

70) Lösung: (B)

Auf der linken Seite des linken Bildes finden sich zwei breitflächige Berührstellen des Schlauches mit der Würfelwand. Diese liegen nur dann im Vordergrund, wenn der Würfel von links gesehen wird.

71) Lösung: (C)

Die Ansichten links, rechts und hinten können wegen des fehlenden oberen Freiraumes im rechten Würfel ausgeschlossen werden. Auffällig ist der Bogen des Schlauches am linken Rand des linken Bildes, der Berührstellen mit der linken und der unteren Würfelwand besitzt. Diese Berührstellen entsprechen bei einer Ansicht von unten Berührstellen mit der linken und der vorderen Würfelwand, die im rechten Bild erkennbar sind.

72) Lösung: (C)

Der Schlauch beschreibt auf dem linken Bild einen großen Bogen unter der Decke, der nur bei der Ansicht von unten, wie auf dem rechten Bild sichtbar, im Hintergrund liegt.

Vertiefungstraining "Quantitative und formale Probleme"

Das Spezialbuch für den Untertest "Quantitative und formale Probleme".

Dieses Buch enthält **100 Aufgaben**, die bisher nicht veröffentlicht wurden. Es ist systematisch gegliedert und enthält die unterschiedlichen im TMS vorkommenden Aufgabentypen im aktuellen Schwierigkeitsgrad. Zu jeder Aufgabe wird der Lösungsweg ausführlich dargestellt und erläutert. Es werden Tips zur Vorgehensweise bei der Bearbeitung der einzelnen Aufgabenformen gegeben.

Der Autor des Buches hat unter Berücksichtigung seiner Erfahrungen aus zahlreichen Test-Trainings-Seminaren und seinem selbst sehr erfolgreich absolvierten TMS dieses Buch zum Vertiefungtraining entwickelt. Es entspricht daher besonders den Anforderungen, die an ein gutes Vertiefungstrainingbuch zu diesem Untertest gestellt werden müssen.

Dieses Trainingsbuch erhalten Sie im Buchhandel oder direkt beim Verlag unter dem Titel:

Der Test für medizinische Studiengänge Vertiefungtraining "Quantitative und formale Probleme"

Quantitative und formale Probleme

Hier sollen mögliche Lösungsansätze dargestellt werden, um recht schnell die richtige Antwort zu finden.

73) Lösung: (E)

Die Lösung erhält man durch Umformen der Gleichung und Auflösen nach den in den einzelnen Aussagen gefragten Parametern:

$$pV = \frac{m}{M} RT$$

(A) $p = \frac{m}{M} RT \frac{1}{V} = \frac{mRT}{MV} = \frac{RTm}{VM}$

(B) $V = \frac{m}{M} RT \frac{1}{p} = \frac{mRT}{Mp} = \frac{mTR}{Mp}$

(C) $\frac{m}{M} = \frac{pV}{RT}$

$m = \frac{pVM}{RT} = \frac{pVM}{TR}$

(D) $\frac{m}{M} = \frac{pV}{RT}$

$\frac{M}{m} = \frac{RT}{pV}$

$M = \frac{RTm}{pV} = \frac{RTm}{Vp}$

(E) $T = \frac{pVM}{mR} \neq \frac{pMR}{mV}$

74) Lösung: (A)

Zunächst errechnen wir den Energiebedarf in 1 min:

$\frac{600 \text{ kJ}}{60 \text{ min}} = \frac{10 \text{ kJ}}{1 \text{ min}}$ (Energiebedarf)

$\frac{30 \text{ l}}{60 \text{ min}} = \frac{0{,}5 \text{ l}}{1 \text{ min}}$ (Sauerstoffverbrauch)

Daraus ergibt sich: 0,5 l Sauerstoffverbrauch entspricht einem Energiebedarf von 10 kJ. Bei Anwendung des Dreisatzes erhält man:

$$\frac{0{,}5 \text{ l}}{10 \text{ kJ}} = \frac{5 \text{ l}}{x}$$

Durch Auflösen nach x erhält man:

$$x = 100 \text{ kJ}.$$

75) Lösung: (D)

Bei einer Temperaturerhöhung um 20 °C verdoppelt sich die Ausgangsaktivität zwei mal. Also: 100 % · 2 · 2 = 400 %.

76) Lösung: (B)

Durch den Text gegebene Voraussetzungen:

$$\frac{1}{5} = 20\ \% = \text{Sauerstoffpartialdruck}$$

$$100\ \text{kPa} \mathrel{\hat{=}} 100\ \% \quad (\text{Gesamtdruck})$$

Unter Anwendung des Dreisatzes findet man für 3 km Höhe:

$$\frac{100\ \text{kPa}}{100\ \%} = \frac{x}{20\ \% \cdot 70\ \%} = \frac{x}{14\ \%}$$

(der Sauerstoffpartialdruck in 3 km Höhe beträgt 70 % von 20 %. Anders ausgedrückt heißt das: 20 % · 70 % = 14 %)

$$x = \frac{100\ \text{kPa} \cdot 14\ \%}{100\ \%} = \frac{1400\ \text{kPa}}{100} = 14\ \text{kPa}$$

77) Lösung: (E)

$$\frac{15}{10000} \cdot \frac{2}{3} = \frac{5}{5000} = \frac{1}{1000} = 0{,}1\ \%$$

78) Lösung: (D)

$$\begin{array}{ll} \text{Art 1} & \sim x^2 \\ \text{Art 2} \sim \sqrt{x} & = x^{\frac{1}{2}} \\ \text{Art 3} & \sim x^3 \\ \text{Art 4} \sim \frac{1}{x} & = x^{-1} \\ \text{Art 5} & \sim x \end{array}$$

$$x^3 > x^2 > x > x^{\frac{1}{2}} > x^{-1}$$

79) Lösung: (B)

Die Einzeldosis erhält man durch Umrechnung aus den angegebenen Werten für die Tagesdosis (Minimal- und Maximalwerte):

$$\frac{75\text{ mg}}{\text{kg}} \cdot 18\text{ kg} = 1350\text{ mg} \qquad \frac{100\text{ mg}}{\text{kg}} \cdot 18\text{ kg} = 1800\text{ mg}$$

$$\frac{1350\text{ mg}}{24\text{ h}} = \frac{x}{8\text{ h}} \qquad \frac{1800\text{ mg}}{24\text{ h}} = \frac{y}{8\text{ h}}$$

$$x = 450\text{ mg} \qquad y = 600\text{ mg}$$

Dividiert man nun die Tagesdosis durch die Meßlöffeldosis, so erhält man die gesuchte Meßlöffelanzahl M:

$$\frac{450\text{ mg}}{250\text{ mg}} = M_1 \qquad \frac{600\text{ mg}}{250\text{ mg}} = M_2$$

$$1{,}8 = M_1 \qquad 2{,}4 = M_2$$

Die gesuchte Meßlöffelanzahl liegt also zwischen 1,8 und 2,4. Nur in (B) liegt ein solcher Wert vor.

80) Lösung: (A)

$$y = \frac{a \cdot d}{b \cdot c}$$

Da das Merkmal bei Gesunden gleich häufig vorhanden wie nicht vorhanden ist, läßt sich d gegen c kürzen.
Man erhält die vereinfachte Gleichung:

$$y = \frac{a}{b}$$

Weil mehr Erkrankte das Merkmal aufweisen als nicht aufweisen, ist a immer größer als b. Daraus ergibt sich, daß y immer größer als 1 sein muß.

81) Lösung: (B)

Zweckmäßigerweise schreibt man die Terme zu Brüchen um:

(A) $\frac{kg \cdot m^3}{s} \cdot \frac{m^2}{s} \cdot \frac{kg}{m \cdot s} = \frac{kg^2 \cdot m^4}{s^2}$

(B) $\frac{m \cdot kg}{m^3} \cdot \frac{m}{s} \cdot \frac{m \cdot s}{kg} = 1$

(C) $\frac{m}{s} \cdot \frac{kg}{m^3} \cdot \frac{kg}{m^2 \cdot s} = \frac{kg^2}{s^2 \cdot m^4}$

(D) $\frac{kg}{m^3} \cdot \frac{m^2}{s} \cdot \frac{kg}{m \cdot s} = \frac{kg^2}{m^2 \cdot s^2}$

(E) $\frac{m \cdot kg}{m^3} \cdot \frac{m}{s} \cdot \frac{kg}{m \cdot s} = \frac{kg^2}{m^2 \cdot s^2}$

Nur Lösung (B) ist dimensionslos, das heißt, es lassen sich alle Dimensionen gegeneinander kürzen.

82) Lösung: (C)

Berechnung der pro Minute umgepumpten Blutmenge:

in Ruhe:	70 ml · 70	=	4900 ml	≈	5000 ml
bei Arbeit:	140 ml · 180	=	25200 ml	≈	25000 ml

$$\frac{25000}{5000} = 5$$

Es wird etwa die fünffache Blutmenge pro Minute umgepumpt.

83) Lösung; (B)

Es werden so lange die Werte der Tabelle in die Formel der jeweiligen Lösungsmöglichkeit eingesetzt, bis eine falsche Aussage zum Ausschließen der Antwortmöglichkeit gefunden ist:

(A)
$$\frac{1}{9} \cdot 9 = 1$$
$$\frac{9}{400} \cdot 9 \neq 1$$

(B)
$$\frac{1}{9} \cdot 81 = 9$$
$$\frac{9}{400} \cdot 400 = 9$$
$$\frac{1}{81} \cdot 729 = 9$$
$$\frac{1}{100} \cdot 900 = 9$$

(C)
$$\frac{1}{9} \cdot 729 = 81$$
$$\frac{9}{400} \cdot 8000 \neq 81$$

(D)
$$\frac{1}{81} \cdot 9 = \frac{1}{9}$$
$$\frac{81}{160000} \cdot 20 \neq \frac{1}{9}$$

(E)
$$\frac{1}{81} \cdot \frac{1}{9} = \frac{1}{729}$$
$$\frac{81}{160000} \cdot \frac{1}{20} \neq \frac{1}{729}$$

Nur bei (B) lassen sich alle Werte der Tabelle einsetzen und ergeben eine wahre Aussage.

84) Lösung: (A)

$$\frac{2 \cdot 10^{22}\,\text{Ionen} \cdot 1\,\text{l}}{1\text{g}} \cdot \frac{3\,\text{g}}{2\,\text{l}} = 3 \cdot 10^{22}\,\text{Ionen}$$

$$8 \cdot 10^{4}\,\text{Pa} \cdot \frac{3 \cdot 10^{22}\,\text{Ionen}}{2 \cdot 10^{22}\,\text{Ionen}} = 8 \cdot 10^{4}\,\text{Pa} \cdot \frac{3}{2} \quad = 12 \cdot 10^{4}\,\text{Pa}$$

85) Lösung: (B)

Benötigte Wärmeenergie, um 20 g Naphtalin zu schmelzen:

$$20 \cdot 150 \text{ kJ} = 3000 \text{ kJ}$$

Abgegebene Wärmeenergie pro °C Abkühlung von 500 g Wasser:

$$500 \text{ g} \cdot 4{,}2 \text{ kJ/g} = 2100 \text{ kJ}$$

$$3000 \text{ kJ} = x \cdot 2100 \text{ kJ}$$
$$x \approx 1{,}5$$

$$1{,}5 \cdot 1\,°\text{C} = 1{,}5\,°\text{C}$$

Das Wasser muß sich mindestens um 1,5 °C abkühlen, das bedeutet eine Ausgangstemperatur von 81,5 °C.

86) Lösung: (D)

1. Tag: $350 \text{ mg} \cdot 0{,}6 = 210 \text{ mg}$
2. Tag: $210 \text{ mg} + 350 \text{ mg} \cdot 0{,}6 = 420 \text{ mg}$
3. Tag: $420 \text{ mg} + 350 \text{ mg} \cdot 0{,}6 = 630 \text{ mg}$

Ohne weitere Ausscheidung wären also 630 mg des Medikamentes direkt vor der vierten Einzeldosisgabe vorhanden.

$$630 \text{ mg} - 550 \text{ mg} = 80 \text{ mg}$$

Es dürfen insgesamt maximal 80 mg in 3 Tagen ausgeschieden werden.

$$\frac{80 \text{ mg}}{3 \text{ Tage}} = \frac{26\frac{2}{3} \text{ mg}}{\text{Tag}}$$

Maximal dürfen durchschnittlich $26\frac{2}{3}$ mg pro 24 Stunden ausgeschieden werden. Das entspricht der Lösung (D).

87) Lösung: (B)

Durch Einsetzen der Einheiten erhält man am schnellsten die richtige Lösung:

(A) $\frac{kg \cdot m}{m^3 \cdot s} = \frac{kg}{m^2 \cdot s} \neq \frac{kg}{m \cdot s^2}$

(B) $\frac{kg \cdot m^2}{m^3 \cdot s^2} = \frac{kg}{m \cdot s^2} = [\Delta p]$

(C) $\frac{kg \cdot s}{m^3 \cdot m} = \frac{kg \cdot s}{m^4} \neq \frac{kg}{m \cdot s^2}$

(D) $\frac{kg^2 \cdot m}{m^6 \cdot s} = \frac{kg^2}{m^5 \cdot s} \neq \frac{kg}{m \cdot s^2}$

(E) $\frac{kg^2 \cdot m^2}{m^6 \cdot s^2} = \frac{kg^2}{m^4 \cdot s^2} \neq \frac{kg}{m \cdot s^2}$

88) Lösung: (A)

$$1000\ l \ \hat{=}\ 1\ m^3$$
$$100000\ l \ \hat{=}\ 100\ m^3$$

Jeder der 5 Personen steht $\frac{1}{5}$ des Rauminhaltes zur Verfügung:

$$\frac{100000\ l}{5\ \text{Personen}} = \frac{20000\ l}{1\ \text{Person}}$$

Grenzwert des CO_2-Volumens:

$$1\ \%\ \text{von}\ 20000\ l = \frac{20000\ l}{100} = 200\ l$$

Zeit bis zum Erreichen des CO_2-Grenzwertes:

$$\frac{200\ l}{(\frac{0{,}4\ l}{min})} = \frac{200\ l}{0{,}4\ l} \cdot min = 500\ min\ ; \quad \frac{0{,}4\ l}{min} = \text{Ausgeatmetes Volumen pro Minute}$$

Umrechnung in Stunden:

$$\frac{500\ min \cdot h}{60\ min} = 8\tfrac{1}{3}\ h \quad \approx 8\ h$$

89) Lösung: (A)

"Der Anteil der Arbeit an der umgesetzten Energie" bedeutet:

Arbeit pro umgesetzte Energie oder: $\frac{A}{E}$.

$$\eta = \frac{A}{E}$$

Schon jetzt kann man erkennen, daß nur (A) zutreffen kann. Soll nun η in % angegeben werden, muß der Term mit 100 erweitert werden. Denn 1 % bedeutet: $\frac{1}{100}$. Man erhält:

$$\eta = \frac{A \cdot 100}{E \cdot 100}$$

$$\eta = \frac{A \cdot 100}{E} \%$$

90) Lösung: (E)

$$c_A = \frac{0{,}2 \ l\ O_2}{l\ \text{Blut}}; \ c_A = \text{Sauerstoffkonzentration im arteriellen Blut}$$

$$c_V = \frac{0{,}13\ l\ O_2}{l\ \text{Blut}}; \ c_V = \text{Sauerstoffkonzentration im venösen Blut}$$

$$c_A - c_V = \frac{0{,}07\ l\ O_2}{l\ \text{Blut}}$$

$$\frac{0{,}07\ l\ O_2}{l\ \text{Blut}} \cdot \frac{0{,}7\ l\ \text{Blut}}{\text{min}} = \frac{0{,}049\ l\ \text{Blut}}{\text{min}}$$

91) Lösung: (C)

$$1 \cdot 10^{-4}\,g + 0{,}5 \cdot 10^{-3}\,g = 1 \cdot 10^{-4}\,g + 5 \cdot 10^{-4}\,g = 6 \cdot 10^{-4}\,g$$

92) Lösung: (E)

Gefragt ist nach R_2. Also löst man die gegebene Gleichung nach R_2 auf:

$$\frac{1}{R_2} = \frac{1}{R_g} - \frac{1}{R_1}; \quad R_2 = \frac{1}{\left(\frac{1}{R_g} - \frac{1}{R_1}\right)}$$

Durch Einsetzen erhält man:

$$\begin{aligned}
\frac{1}{R_2} &= \frac{1}{750\,\Omega} - \frac{1}{1000\,\Omega} \\
&= \frac{1}{750\,\Omega} \cdot \frac{0{,}75}{0{,}75} - \frac{1}{1000\,\Omega} \cdot \frac{0{,}75}{0{,}75} \\
&= \frac{1}{750\,\Omega} - \frac{0{,}75}{750\,\Omega} \\
&= \frac{0{,}25}{750\,\Omega} \\
&= \frac{1}{3000\,\Omega} \\
R_2 &= 3000\,\Omega
\end{aligned}$$

93) Lösung: (C)

Durch Einsetzen der im Text gegebenen Zahlen in die ebenfalls gegebene Gleichung erhält man:

$$\lambda = \frac{1500\ m \cdot s}{s \cdot 200000}$$
$$= \frac{15\ m}{2000}$$
$$= \frac{15\ m}{2 \cdot 10^3}$$
$$= 7{,}5 \cdot 10^{-3}\ m$$

Die dreifache Länge, nach der gefragt wird, beträgt demnach

$$22{,}5 \cdot 10^{-3}\ m = 22{,}5\ mm.$$

94) Lösung: (E)

Zunächst errechnet man die Geschwindigkeit des Steines nach der Fallstrecke 1 m:

$$v_1^2 = \frac{1\ m \cdot 20\ m}{s^2}$$
$$v_1 = \sqrt{20}\,\frac{m}{s}$$

Nun folgt die Berechnung der Geschwindigkeit des Steines nach 100 m Fallstrecke:

$$v_2^2 = \frac{100\ m \cdot 20\ m}{s^2}$$
$$v_2 = \sqrt{2000}\,\frac{m}{s}$$

Für den Geschwindigkeitsunterschied ergibt sich:

$$x \cdot \sqrt{20} = \sqrt{2000}$$
$$x^2 \cdot 20 = 2000$$
$$x^2 = 100$$
$$x = 10$$

95) Lösung: (E)

Wenn das Produkt aus Querschnittsfläche und Geschwindigkeit konstant ist, so heißt das mit anderen Worten: Querschnittsfläche und Geschwindigkeit verhalten sich umgekehrt proportional zueinander. Aussage

(A) trifft daher nicht zu.
(B) Halbiert sich der Durchmesser, so viertelt sich die Querschnittsfläche und die Geschwindigkeit steigt um das Vierfache.
(C) Eine direkte Proportionalität kann bei einer solchen quadratischen Beziehung nicht festgestellt werden, da der Quotient aus A und d^2 niemals konstant sein wird (vgl. Definition der direkten Proportionalität).
(D) Aus dem in (B) Dargelegten ergibt sich, daß das hier Gesagte nur gelten kann, wenn der Durchmesser um das Doppelte, nicht um die Hälfte zunimmt.
(E) Die Richtigkeit dieser Aussage ergibt sich aus den Ausführungen in (B).

96) Lösung: (D)

Zur Veranschaulichung ziehen wir den Zahlenstrahl heran:

Réaumur:

0	80

Fahrenheit:

32	212

Um von der Réaumur-Skala in die Fahrenheit-Skala umzurechnen, muß demzufolge der Wert 32 (Fahrenheit) nach der Multiplikation mit einem noch zu bestimmenden Umrechnungsfaktor addiert werden.

Den Umrechnungsfaktor erhält man folgendermaßen:

$$80 \text{ (Réaumur)} \cdot x = 180 \text{ (Fahrenheit)}$$
$$x = \frac{180 \text{ (Fahrenheit)}}{80 \text{ (Réaumur)}} = \frac{9 \text{ (Fahrenheit)}}{4 \text{ (Réaumur)}}$$

Da $|1 \text{ Fahrenheit}| = |1 \text{ Réaumur}|$, ergibt sich:

$$t_f = t_r \cdot \frac{9 \text{ (Fahrenheit)}}{4 \text{ (Réaumur)}} + 32 \text{ (Fahrenheit)}$$
$$= \frac{9 \text{ (Fahrenheit)}}{4 \text{ (Fahrenheit)}} \cdot t_r + 32 \text{ (Fahrenheit)}$$
$$= \frac{9}{4} \cdot t_r + 32 \text{ (Fahrenheit)}$$

wichtiger Hinweis

Der Untertest

"Konzentriertes und sorgfältiges Arbeiten"

wird im Original-TMS auf maschinenlesbaren Belegbögen in **computerlesbarer Schriftfarbe** durchgeführt.

Da die Umstellung von schwarz-weiß auf die computerlesbare Schriftfarbe im Test erhebliche Schwierigkeiten bereiten kann, empfehlen wir das Training mit den **Original-GCA-Testbögen** in computerlesbarer Schriftfarbe. Diese Bögen sind in jeder Buchhandlung oder direkt beim GCA-Verlag erhältlich unter dem Titel:

Der Test für medizinische Studiengänge

Trainingsblock zum Untertest: Konzentriertes und sorgfältiges Arbeiten

aktuelle Fassung - computerlesbare Schriftfarbe

Hrsg.: Zentralstelle für Testtraining der GCA mbH
GCA-Verlag
ISBN 3 9802416 2 9
DM 16,80

Konzentriertes und sorgfältiges Arbeiten

Zur Leistungssteigerung bis hin zum Maximum der erreichbaren Punktzahl in diesem Untertest genügt das vielfache Wiederholen des Konzentrationstests. Achtung! Der Test wird auf maschinenlesbaren Belegleserbögen in computerlesbarer Schriftfarbe durchgeführt. Diese Schriftfarbe weist einen nur sehr geringen Kontrast zum Papier auf, sodaß "Flimmereffekte" beim Bearbeiten auftreten. Es wird daher das Training mit den Belegleserbögen empfohlen.
Die Auswertung des Untertests nehmen Sie wie folgt vor: zählen Sie einmal alle zu markierenden Zeichen jeder Zeile und vermerken sich diese auf einem Blatt. Nach dem Bearbeiten jedes Konzentrationstests vergleichen Sie nun die von Ihnen markierten Zeichen mit den tatsächlich zu markierenden Zeichen. Dabei ziehen Sie für jedes fälschlicherweise markierte oder nicht markierte Zeichen einen Punkt von der Gesamtzahl der von Ihnen markierten Zeichen ab. Um nun die Gesamtpunktzahl zu ermitteln, die Sie in diesem Untertest erreicht haben, werden die nach dem beschriebenen Verfahren errechneten Punkte durch 30 dividiert. So erhalten Sie eine Punktzahl, die aus 1200 zu bearbeitenden Zeichen, von denen 600 zu markieren sind, in 20 "Aufgaben" umgerechnet worden ist.

LÖSUNGEN ZU:

DER NEUE TMS

(TMS)

Lernheft

Name:_______________________________

Vorname:_____________________________

1991 Zentralstelle für Testtraining der GCA mbH, Herdecke

Figuren lernen (Einprägephase)

Die folgenden Erläuterungen versuchen, Assoziationen beim Lernen der Figuren zu geben. Der Lernende sollte auch versuchen, selbst Assoziationen zu finden.

1. Zeile

1. Figur: Schneckenhaus mit schwarzer Öffnung
2. Figur: nach links schauender Vogel mit schwarzem Auge
3. Figur: nach links schauendes, lachendes, zahnloses Gesicht mit ausgeprägter Nase (weist nach oben) und ausgeprägtem Kinn
4. Figur: unter Ausschluß der schwarzen Fläche entsteht der Buchstabe "C"

2. Zeile

1. Figur: nach links geneigter Baum mit schwarzem Stamm
2. Figur: Frosch mit schwarzem Kopf, von oben gesehen
3. Figur: nach rechts geneigter Pilz mit schwarzem Stiel
4. Figur: holländischer Holzschuh mit schwarzer Öffnung, schräg von hinten gesehen

3. Zeile

1. Figur: Profil mit schwarzen Haaren und Schlägermütze, nach links schauend
2. Figur: Hundekopf mit schwarzer Nase, nach links schauend
3. Figur: liegende Katze mit schwarzem Halsband
4. Figur: sehr große Ähnlichkeit zu Figur 2 in der 2. Zeile (Verwechslungsgefahr!) wesentlicher Unterschied: der linke Fuß des Frosches weist eine andere Aufteilung auf, der rechte Fuß ist weiter abgespreizt (schwarz)

4. Zeile

1. Figur: markantes Profil mit hoher Stirn, langer, nach links oben zeigender Nase und schwarzem Kinnbart
2. Figur: Ähnlichkeiten zu Figur 1 der 2. Zeile (Verwechslungsgefahr!); brütende Henne mit schwarzem Kopf
3. Figur: geöffnete Mülltonne mit Rädern von der Seite; der Deckel ist nach rechts geklappt, die Öffnung der Tonne ist schwarz; das Rad ist der Halbkreis unten rechts, es ist durch ein Band mit dem Deckel verbunden
4. Figur: Ähnlichkeiten zu Figur 3 der 2. Zeile; keine Verwechslungsgefahr, da hier die gleiche Fläche geschwärzt ist; auch hier kann man sich den nach rechts geneigten Pilz mit schwarzem Stiel vorstellen; Alternativmöglichkeit: Mann mit Turban

5. Zeile

1. Figur: geöffnete Schieblehre vor schwarzem Hintergrund
2. Figur: Stiefel mit schwarzem Absatz
3. Figur: auffällig ist die Nahezu-Achsensymmetrie; Assoziation: schnell durch eine Kurve laufender Mensch (entgegenkommend) mit verbundenem rechten Arm
4. Figur: Schmetterling von oben mit schwarzem Kopf, nach links fliegend

Fakten lernen

Die folgende Besprechung soll dazu beitragen, Patienten durch Bildung von Geschichten besser zu lernen und später einfacher zu reproduzieren. Dabei soll kein besonderer Wert auf medizinisch korrekte Zusammenhänge bei den Assotiationen gelegt werden, vielmehr geht es darum, Klischees oder persönliche Vorurteile des Bearbeitenden von bestimmten Berufen oder Krankheiten aufzugreifen. Da die den Test bearbeitenden Personen in der Regel ohnehin keine fundierten medizinischen Sachkenntnisse besitzen, fällt dies besonders leicht. Der Trainierende sollte auch hier versuchen, selbst Geschichten zu den Patienten zu finden.

1. Gruppe

- Namen an Garten und Pflanzen erinnernd
- Alter ca. 25 Jahre
- kreative Berufe

Baum: Die junge Innenarchitektin entwirft Holzmöbel und hat sich beim aggressiven Fällen der dafür nötigen Bäume im kalten Wald eine Lungenentzündung zugezogen.

Rosen: Der Dekorateur ist beim Dekorieren der Intensivstation mit Rosenschmuck von der Leiter gestürzt und hat dabei einen Schädelbasisbruch erlitten.

Gärtel: Die junge und noch ledige Designerin erlitt durch einen zu eng sitzenden Gürtel (▹ Gärtel) eine Gallenkolik.

2. Gruppe

- Namen an Adel erinnernd
- Alter. ca. 30 Jahre
- Heilberufe

Kayser: Die Logopädin soll einen Kaiser (▹ Kayser) behandeln. Da sie aber noch relativ wenig Berufserfahrung hat (▹ jung: ca. 30 Jahre), ist sie ihm gegenüber ängstlich und verschlossen (▹ Darmverschluß).

Graf: Der Heilpraktiker konnte es sich leisten, weil er keine familiären Verpflichtungen (▹ kinderlos) hat, einen Selbstversuch mit Viren durchzuführen. Dabei infizierte er sich aufgrund gravierend (▹ Graf) mangelnder Erfahrung (▹ Alter erst ca. 30 Jahre) mit den Viren, die Hirnhautentzündung auslösen.

Herzog: Die Krankengymnastin des Sanatoriums behandelt einen Patienten, der vor 30 Jahren zur Heilung seines Asthmas hier her zog (▹ Herzog).

3. Gruppe

- Namen an Räume erinnernd
- Alter: ca. 35 Jahre
- Berufe, in denen Technik eine Rolle spielt

Sahl: Der Fernmeldemechaniker bekommt bei seinem Kuraufenthalt im Kurhaus Kopfschmerzen, weil er der einzige jüngere Patient (▹ ca. 35 Jahre) im Saal (▹ Sahl) ist.

Zimmer: Weil die Patientin an Tuberkulose leidet, ist sie allein (▹ alleinstehend) in ihrem Zimmer und hat nur über das Telefon (▹ Telefonistin) Verbindung zur Außenwelt.

Keller: Der Elektriker muß die Lichtanlage im Keller reparieren. Weil der Keller wegen der nicht funktionierenden Lichtanlage dunkel ist und der Elektriker nichts sehen kann (er ist also quasi blind ▹ Blinddarmentzündung), ist er deprimiert (▹ depressiv)

4. Gruppe

- Namen enden mit -mann
- Alter: ca. 45 Jahre (der durchschnittliche Klischee-Mann ist etwa so alt)
- Berufe: Angestellte

Hausmann: Der Reisebürokaufmann ist ständig auf Reisen und lebt dort, weil ihn seine sehr häusliche (▷ Hausmann) Frau nicht begleitet, nicht sehr keusch (▷ Keuchhusten). Seine Frau ließ sich aus diesem Grund von ihm scheiden (▷ geschieden).

Biermann: Die Bankangestellte hat vom Sitzen am Schalter Hämorrhoiden bekommen. Ihr Chef hat ihr zur ambulanten Behandlung ihres Leidens kein Dienstfrei gegeben, weil er meint, die Krankheit sei ihr "Bier" (▷ Biermann).

Kaufmann: Durch einen Gehirntumor ist die Versicherungsagentin, die Versicherungsverträge verkauft (▷ Kaufmann), cholerisch geworden.

5. Gruppe

- Namen an Naturberufe erinnernd
- Alter: ca. 60 Jahre (Klischeealter der Berufsgruppen, an die die Namen erinnern)
- Handwerksberufe

Schefer: Der alte Goldschmied, dessen Ehe- (▷ verheiratet) und Berufsleben sich immer in engen Grenzen abgespielt haben, möchte nach seiner Pensionierung heraus aus seinem Alltag. Er möchte mehr Platz für sich haben (sein Umfeld aufblähen ▷ Blähungen) und will deswegen Schäfer (▷ Schefer) werden.

Jaeger: Beim etwas zu impulsiven Frisieren fügte der Friseur einem Kunden ein Schädeltrauma zu, sodaß ihn der Kunde aus dem Salon jagte (▷ Jaeger).

Hirth: Die Konditorin hat in ihrem Leben bei der Arbeit zu viel Puderzuckerstaub eingeatmet und deshalb eine Bronchitis erlitten, sodaß sie nun ein Pflegefall ist und behütet (▷ Hirth) werden muß.

LÖSUNGEN ZU:

DER NEUE TMS

(TMS)

Teil B

Name:________________________________

Vorname:______________________________

Textverständnis

Hier werden die richtigen Antworten durch Textbelege herausgestellt, die falschen werden anhand des Textes erklärt. Es werden Zeilen- und Absatzangaben zu Hilfe genommen.

Hier ein Beispiel:
A2, Z5 bedeutet: die zugehörige Textpassage finden Sie in der 5. Zeile des 2. Absatzes.

Text zu den Fragen 97 - 102

Bitte unterteilen Sie den Text in die folgenden Abschnitte:

1. Absatz: 15 Zeilen
2. Absatz: 8 Zeilen
3. Absatz: 10 Zeilen
4. Absatz: 13 Zeilen
5. Absatz: 10 Zeilen

97) Lösung: (E)

Voraussetztung für die Beantwortung aller Fragen: A3, Z9-10

(A) Widerlegt durch A3, Z4-5
(B) wie (A)
(C) Widerlegt durch A4, Z5-7
(D) Widerlegt durch A3, Z4-5 und A4, Z4-8
(E) Bewiesen durch A4, Z4-8

98) Lösung: (D)

Verminderte PHE-Hydroxylase-Aktivität heißt nach A4, Z1-3, daß ein Gen des entsprechenden Genpaares einen Defekt aufweist. Nach A1, Z3-5 ist es also bei der Vererbung sowohl möglich, daß bei dem Individuum der neuen Generation kein Gen des Genpaares defekt ist, oder aber auch, daß eines oder beide Gene defekt sind. Damit sind die Aussagen I und II im Hinblick auf A3, Z9-10 ableitbar, Aussage III jedoch nicht.

99) Lösung: (E)

I. Sollte der Vater der Kinder eine uneingeschränkte PHE-Hydroxylase-Aktivität aufweisen, so zeigt das Kind nach A1, Z3-5 und A4, Z1-4 trotz eines kranken Gens pro Genpaar keine Krankheitssymptome.
II. Nach der Erläuterung zu I nicht möglich.
III. Nach der Erläuterung zu I richtig.
IV. Bei einem ebenfalls an Phenylketonurie leidenden Vater ist dies sicher, bei einem Vater mit eingeschränkter PHE-Hydroxylase-Aktivität ist es möglich (vgl. A1, Z3-5).

100) Lösung: (A)

(A) Gegenbeispiel nach A1, Z3-5: Vater und Mutter weisen verminderte PHE-Hydroxylase-Aktivität auf, besitzen also jeweils ein krankes Gen. Da es sich nicht um erbgleiche, also eineiige Zwillinge handelt (nach A1, Z14-15), kann ein Kind durchaus zwei kranke Gene erhalten (nach A4, Z4-6 ist dies die Voraussetzung für Phenylketonurie), während das andere Kind zwei gesunde Gene erhält und damit kein krankes Gen übertragen kann.
(B) Bewiesen durch A1, Z14-15.
(C) Anderenfalls könnte es nach A1, Z3-5 nicht zur Phenylketonurie eines Kindes kommen.
(D) wie (C).
(E) Nach A1, Z3-5 wird dieser Zwilling in jedem Fall ein krankes Gen mit einbringen, denn er besitzt kein gesundes.

101) Lösung: (C)

I. Nach A4, Z8: 1:10000 = 0,01% ≠ 0,1%.
II. Nach A4, Z8-11 falsch.
III. Nach A2, Z6-8, A3, Z9-10 und A4, Z4-6 richtig.

102) Lösung: (B)

Voraussetzung für I-III ist A3, Z1-5.

I. Nach A5, Z8-9 müßte bei einem defekten Gen mäßiges Wachstum vorhanden sein.
II. Nach A5, Z9-10 richtig.
III. Nach A5, Z7-8 falsch.

Text zu den Fragen 103 - 108

Bitte unterteilen Sie den Text in die folgenden Abschnitte:

1. Absatz:	8 Zeilen
2. Absatz:	7 Zeilen
3. Absatz:	22 Zeilen
4. Absatz:	10 Zeilen
5. Absatz:	7 Zeilen

103) Lösung: (D)

I. Nach A2, Z1 und A3, Z6-7 richtig.
II. Nach A4, Z8-10 richtig.
III. Nach A4, Z1 und A4, Z5-8 falsch.

104) Lösung: (B)

(A) Nach A3, Z6-7 wäre dann kein Sehen mehr möglich.
(B) Nach A2, Z3-7 ist die Fovea centralis der Ort, an dem die Lichtstrahlen beim Fixieren eines Gegenstandes zusammenfallen. Hier müßten noch gesunde Rezeptorfelder liegen, um das Sehen eines kleinen Ausschnittes, nämlich desjenigen Ausschnittes, der gerade fixiert wird, zu ermöglichen.
(C) Nach A3, Z8-12 wären dann die nasalen Retinagebiete blind.
(D) Nach A3, Z8-15 wären dann die nasale Retinahälfte des linken Auges und die temporale Hälfte des rechten Auges blind.
(E) Hier läge nach A2, Z3-7 genau das Gegenteil des Krankheitsbildes vor: es könnte nichts mehr fixiert, also scharf gesehen werden, in der Mitte des Gesichtsfeldes wäre ein schwarzer Punkt.

105) Lösung: (D)

I. Nach A4, Z1 und A4, Z6-8 richtig.
II. Nach A3, Z18-22 falsch.
III. Nach A3, Z8-12 richtig.

106) Lösung: (D)

I. Nach A4, Z1 und A4, Z5-6 richtig.
II. Nach A4, Z1 und A4, Z6-7 richtig.
III. Nach A4, Z1 können sie gerade dann nicht mehr wahrgenommen werden.

107) Lösung: (A)

(A) Nach A3, Z8-15 und A5, Z3-4 richtig.
(B) Nach A3, Z8-15 falsch.
(C) Nach A3, Z8-15 und A5, Z3-4 falsch.
(D) Nach A3, Z8-15 falsch.
(E) Nach A3, Z18-22 falsch.

108) Lösung: (B)

Nach A3, Z10-12 und A5, Z2-5 sind die nasalen, also im Chiasma opticum kreuzenden Fasern betroffen. Aussage (B) ist also richtig.

Text zu den Fragen 109 - 114

Bitte unterteilen Sie den Text in die folgenden Abschnitte:

1. Absatz: 14 Zeilen
2. Absatz: 24 Zeilen
3. Absatz: 12 Zeilen
4. Absatz: 9 Zeilen

109) Lösung: (B)

(A) Nach A1, Z10-13 ist die Infektion unwahrscheinlich, die Vermehrung des Erregers jedoch nicht unmöglich.
(B) Nach A2, Z21-22 richtig.
(C) Nach A1, Z13-14 ist hier die Infektionsgefahr immerhin in 7 Monaten gegeben. Falsche Aussage.
(D) Nach A2, Z7-8 und A2, Z20-21 falsch.
(E) Nach A1, Z8-9 falsch, da Vermehrung auch außerhalb der optimalen Bedingungen möglich ist.

110) Lösung: (C)

I. Nach A2, Z7-15 richtig.
II. Nach A2, Z8-11 und A2, Z14-15 richtig.
III. Nach A1, Z4-6 ist dies nur für die Vermehrung der Erreger in den Anopheles-Mücken zutreffend.

111) Lösung: (D)

(A) Nach A2, Z7-16 falsch.
(B) Nach A2, Z5-7 falsch.
(C) Nach A2, Z22-24 ist dies beim Speichel der Mücken, nicht bei dem des Menschen der Fall.
(D) Nach A2, Z4-6 und A2, Z16-17 richtig.
(E) Nach A2, Z4-6 falsch.

112) Lösung: (C)

(A) Nach A2, Z1-6 ist das Gegnteil der Fall.
(B) Nach A2, Z7-13 falsch, da befallene Blutkörperchen in jedem Zyklus zerstört werden.
(C) Nach A2, Z20-24 richtig.
(D) Nach A2, Z1-4 und A2, Z16-17 entwickeln sich diese im Blut des infizierten Menschen.
(E) Nach A2, Z1-4 und A2, Z20-21 falsch.

113) Lösung: (E)

I. Nach A3, Z1-3 und A3, Z10-12 falsch, da der erste Fieberanfall nicht mit Infektionsbeginn gleichzusetzen ist.
II. Nach A3, Z9-10 bieten Antikörper erst nach dem Eindringen der Erreger, also nach der Infektion, einen gewissen Schutz.
III. Nach A4, Z5-9 falsch.

114) Lösung: (E)

I. Nach A4, Z5-9 falsch, da die so gebildeten Antikörper nach bereits 2 bis 4 Wochen wieder ausgeschieden werden.
II. Resochin ist nach A3, Z5-6 zwar ein wirksames Mittel gegen die Merozoiten, vermag jedoch nicht vor einer Infektion zu schützen, die nach A2, Z1-6 der Merozoitenbildung vorangeht.
III. Das wäre nach A4, Z6 für passive Impfung der Fall. Über eine Sofortwirkung der aktiven Impfung wird nicht berichtet.

Text zu den Fragen 115 - 120

Bitte unterteilen Sie den Text in die folgenden Abschnitte:

1. Absatz: 9 Zeilen
2. Absatz: 24 Zeilen
3. Absatz: 18 Zeilen

115) Lösung: (E)

I. Nach A2, Z9-12 richtig.
II. Nach A2, Z20-22 falsch. Stercobilin bewirkt die Braunfärbung.
III. Nach A2, Z16 richtig.

116) Lösung: (B)

Hämolytische Anämie wird in A3, Z10-13 näher beschrieben.

I. Nach A3, Z1-3 gehört dieses Symptom zum Krankheitsbild der hämolytischen Anämie.
II. Ist die Bilirubinkonzentration im Blut erhöht (A3, Z10-13), so besagt dies nach A2, Z19-22, daß gleichzeitig mehr Stercobilin gebildet wird und die Färbung des Stuhls brauner wird. Das ist jedoch das Gegenteil des beschriebenen Symptoms.
III. Dies ist nach A3, Z14-17 eine Erscheinungsform der hämolytischen Anämie.

Nur Antwort II ist unzutreffend und daher auf dem Antwortbogen zu markieren.

117) Lösung: (C)

Wenn Darmbakterien zerstört werden, dann ergibt sich nach A2, Z10-12 ein verringerter Abbau von unkonjugiertem Bilirubin zu Urobilinogen.

I. Nach A2, Z19-22 (und A2, Z10-12) ergibt sich genau das Gegenteil.
II. Nach A2, Z10-12 unzutreffend (s.o.).
III. Da nach A2, Z19-22 weniger Stercobilin gebildet werden kann und nach A2, Z10-12 mehr unkonjugiertes Bilirubin im Stuhl vorhanden ist, ist eine Gelbfärbung zu erwarten.

118) Lösung: (A)

Werden rote Blutkörperchen krankheitsbedingt zerstört, so kommt es nach A3, Z10-13 zu einer erhöhten Bilirubinkonzentration im Blut. Nach A2, Z12-15 gelangt unkonjugiertes Bilirubin wesentlich leichter ins Blut als konjugiertes. Eine Erhöhung der Konzentration unkonjugierten Bilirubins im Blut ist also zu erwarten. Aussage (A) trifft demzufolge zu.

119) Lösung: (C)

Für die Braunfärbung des Stuhls ist nach A2, Z21-22 Stercobilin, für eine mögliche Gelbfärbung nach A2, Z22-24 Bilirubin verantwortlich.

I. Sind die Gallenwege verschlossen, so kann nach A2, Z8-9 kein konjugiertes Bilirubin in die Gallenblase oder Urobilinogen, aus dem sich später Stercoglobin (▹ Braunfärbung des Stuhls, A2, Z21-22) entwickelt, aus der Gallenblase heraus gelangen. Nach A3, Z6-9 besteht auch durch z.B. Gallensteine die Möglichkeit, daß das konjugierte Bilirubin den Darm nicht erreichen kann. Das bedeutet eine fehlende Färbung des Stuhls.

II. Die Leber ist das Organ, in dem nach A2, Z6-7 Bilirubin konjugiert wird (siehe A3, Z3-6). Das ist nach A2, Z9-12 die Voraussetzung für das Entstehen von Urobilinigen und damit in der weiteren Folge von Stercobilin, das nach A2, Z21-22 die Braunfärbung des Stuhls hervorruft.
Ist diese Kette an beliebiger Stelle unterbrochen (z.B. in der Leber durch eine Funktionsstörung), so entfällt die Färbung des Stuhls.

III. Wenn mehr konjugiertes Bilirubin im Darm anfällt, so bedeutet dies nach A2, Z23-24 eine Gelbfärbung, jedoch keine Entfärbung des Stuhls.

120) Lösung: (E)

A3, Z6-9 gibt Auskunft über Störungen durch Gallensteine.

I. Nach A2, Z16-18 gelangt Urobilinogen über den Darm ins Blut und weiter in den Harn. Ist der Eintritt von Urobilinogen in den Darm jedoch verhindert, verringert sich auch die Urobilinogenkonzentration im Harn.

II. Auch Stercobilin entsteht im Darm (siehe A2, Z21). Können seine Vorläufer nicht den Darm erreichen, so kann auch weniger Stercobilin gebildet und im Stuhl ausgeschieden werden.

III. Nach A3, Z6-9 richtig.

Figuren lernen (Reproduktionsphase)

Versuchen Sie nun, mit Hilfe der gelernten Beschreibungen zu den Figuren die richtigen Lösungen zu finden. Stellen Sie dabei alle in der Einprägephase erwähnten Ähnlichkeiten heraus.

121) Lösung: (C)

(Profil mit schwarzen Haaren und Schlägermütze)

122) Lösung: (E)

(Stiefel mit schwarzem Absatz)

123) Lösung: (A)

(durch eine Kurve laufender Mensch)

124) Lösung: (A)

(Frosch von oben mit schwarzem Kopf)

125) Lösung: (C)

(liegende Katze mit schwarzem Halsband)

126) Lösung: (B)

(Schmetterling von oben mit schwarzem Kopf)

127) Lösung: (B)

(zahnloses Gesicht)

128) Lösung: (B)

(Schieblehre)

129) Lösung: (C)

(Hundekopf mit schwarzer Nase)

130) Lösung: (E)

(Schneckenhaus mit schwarzer Öffnung)

131) Lösung: (C)

("C")

132) Lösung: (A)

(geöffnete Mülltonne)

133) Lösung: (D)

(Vogel mit schwarzem Auge)

134) Lösung: (E)

(nach links geneigter Baum mit schwarzem Stamm)

135) Lösung: (D)

(Mann mit Turban oder nach rechts geneigter Pilz)

136) Lösung: (C)

(Profil mit schwarzem Kinnbart)

137) Lösung: (A)

(Holzschuh mit schwarzer Öffnung, schräg von hinten)

138) Lösung: (B)

(Frosch von oben mit abgespreiztem rechten Fuß)

139) Lösung: (D)

(nach rechts geneigter Pilz mit schwarzem Stiel)

140) Lösung: (B)

(brütende Henne mit schwarzem Kopf)

Fakten lernen (Reproduktionsphase)

Erinnern Sie sich nun an die gelernten Gemeinsamkeiten innerhalb der Gruppen.
Versuchen Sie, die Fragen mit Hilfe der gelernten Klischees zu beantworten. Spielen Sie dabei zur Übung für jeden Patienten das gelernte Klischee durch.
Hier wird für jede Aufgabe der gelernte Satz für den entsprechenden Patienten wiederholt, um so eine leichtere Überprüfung zu ermöglichen.

141) Lösung: (D)

Hirth: Die Konditorin hat in ihrem Leben bei der Arbeit zu viel Puderzuckerstaub eingeatmet und deshalb eine Bronchitis erlitten, sodaß sie nun ein Pflegefall ist und behütet (▹ Hirth) werden muß.

142) Lösung: (D)

Jaeger: Beim etwas zu impulsiven Frisieren fügte der Friseur einem Kunden ein Schädeltrauma zu, sodaß ihn der Kunde aus dem Salon jagte (▹ Jaeger).

143) Lösung: (B)

Kayser: Die Logopädin soll einen Kaiser (▹ Kayser) behandeln. Da sie aber noch relativ wenig Berufserfahrung hat (▹ jung: ca. 30 Jahre), ist sie ihm gegenüber ängstlich und verschlossen (▹ Darmverschluß).

144) Lösung: (C)

Baum: Die junge Innenarchitektin entwirft Holzmöbel und hat sich beim aggressiven Fällen der dafür nötigen Bäume im kalten Wald eine Lungenentzündung zugezogen.

145) Lösung: (D)

Graf: Der Heilpraktiker konnte es sich leisten, weil er keine familiären Verpflichtungen (▹ kinderlos) hat, einen Selbstversuch mit Viren durchzuführen.Dabei infizierte er sich aufgrund gravierend (▹ Graf) mangelnder Erfahrung (▹ Alter erst ca. 30 Jahre) mit den Viren, die Hirnhautentzündung auslösen.

146) Lösung: (A)

Rosen: Der Dekorateur ist beim Dekorieren der Intensivstation mit Rosenschmuck von der Leiter gestürzt und hat dabei einen Schädelbasisbruch erlitten.

147) Lösung: (E)

Hirth: Die Konditorin hat in ihrem Leben bei der Arbeit zu viel Puderzuckerstaub eingeatmet und deshalb eine Bronchitis erlitten, sodaß sie nun ein Pflegefall ist und behütet (▹ Hirth) werden muß.

148) Lösung: (C)

Sahl: Der Fernmeldemechaniker bekommt bei seinem Kuraufenthalt im Kurhaus Kopfschmerzen, weil er der einzige jüngere Patient (▹ ca. 35 Jahre) im Saal (▹ Sahl) ist.

149) Lösung: (A)

Schefer: Der alte Goldschmied, dessen Ehe- (▹ verheiratet) und Berufsleben sich immer in engen Grenzen abgespielt hat, möchte nach seiner Pensionierung heraus aus seinem Alltag. Er möchte mehr Platz für sich haben (sein Umfeld aufblähen ▹ Blähungen) und will deswegen Schäfer (▹ Schefer) werden.

150) Lösung: (D)

Sahl: Der Fernmeldemechaniker bekommt bei seinem Kuraufenthalt im Kurhaus Kopfschmerzen, weil er der einzige jüngere Patient (▹ ca. 35 Jahre) im Saal (▹ Sahl) ist.

151) Lösung: (A)

Zimmer: Weil die Patientin an Tuberkulose leidet, ist sie allein (▹ alleinstehend) in ihrem Zimmer und hat nur über das Telefon (▹ Telefonistin) Verbindung zur Außenwelt.

152) Lösung: (D)

Biermann: Die Bankangestellte hat vom Sitzen am Schalter Hämorrhoiden bekommen. Ihr Chef hat ihr zur ambulanten Behandlung ihres Leidens kein Dienstfrei gegeben, weil er meint, die Krankheit sei ihr "Bier" (▹ Biermann).

153) Lösung: (C)

Schefer: Der alte Goldschmied, dessen Ehe- (▹ verheiratet) und Berufsleben sich immer in engen Grenzen abgespielt hat, möchte nach seiner Pensionierung heraus aus seinem Alltag. Er möchte mehr Platz für sich haben (sein Umfeld aufblähen ▹ Blähungen) und will deswegen Schäfer (▹ Schefer) werden.

154) Lösung: (E)

Rosen: Der Dekorateur ist beim Dekorieren der Intensivstation mit Rosenschmuck von der Leiter gestürzt und hat dabei einen Schädelbasisbruch erlitten.

155) Lösung: (E)

Hausmann: Der Reisebürokaufmann ist ständig auf Reisen und lebt dort, weil ihn seine sehr häusliche (▹ Hausmann) Frau nicht begleitet, nicht sehr keusch (▹ Keuchhusten). Seine Frau ließ sich aus diesem Grund von ihm scheiden (▹ geschieden).

156) Lösung: (D)

Kaufmann: Durch einen Gehirntumor ist die Versicherungsagentin, die Versicherungsverträge verkauft (▹ Kaufmann), cholerisch geworden.

157) Lösung: (B)

Gärtel: Die junge und noch ledige Designerin erlitt durch einen zu eng sitzenden Gürtel (▹ Gärtel) eine Gallenkolik.

158) Lösung: (E)

Herzog: Die Krankengymnastin des Sanatoriums behandelt einen Patienten, der vor 30 Jahren zur Heilung seines Asthmas hier her zog (▹ Herzog).

159) Lösung: (E)

Keller: Der Elektriker muß die Lichtanlage im Keller reparieren. Weil der Keller wegen der nicht funktionierenden Lichtanlage dunkel ist und der Elektriker nichts sehen kann (er ist also quasi blind ▹ Blinddarmentzündung), ist er deprimiert (▹ depressiv)

160) Lösung: (B)

Herzog: Die Krankengymnastin des Sanatoriums behandelt einen Patienten, der vor 30 Jahren zur Heilung seines Asthmas hier her zog (▹ Herzog).

Diagramme und Tabellen

Bezugnehmend auf das jeweilige Diagramm sind hier richtige und falsche Antworten voneinander abgegrenzt.

161) Lösung: (E)

(A) Das bedeutet eine Fehlerquote von mindestens 1/5 = 20%. Die falsch-negativen Diagnosen sind durch die schwarzen Felder gekennzeichnet und liegen in den gefragten ersten drei Säulen um 20%.
(B) Richtig, da hier die geringste Fehlerquote vorhanden ist.
(C) Richtig, da bei diesen Säulen geringere Fehlerquoten vorkommen als bei den ersten drei Säulen.
(D) Aus der rechten Säule ableitbar.
(E) Falsch. Diese Kombination weist gegenüber allen anderen Kombinationen die größte Fehlerquote auf.

162) Lösung: (C)

(A) In dem Diagramm sind keine Patienten ohne Beschwerden aufgeführt, was allerdings nicht heißt, daß es keine Patienten ohne Beschwerden gibt.
(B) Das Gegenteil ist der Fall.
(C) Diese Aussage ist aus den Säulen ableitbar: etwas weniger als die Hälfte der an diesen Beschwerden leidenden Frauen begaben sich in Behandlung, während es hier bei den Männern weitaus weniger behandelte Patienten gibt.
(D) Für Frauen könnte die Aussage möglicherweise gerade noch zutreffen, während bei den Männern unter anderem die Herzbeschwerden ein deutliches Gegenbeispiel darstellen. Es geht bei dieser Frage nicht um den absolut höchsten Anteil der nicht Behandelten, sondern um den relativ höchsten.
(E) Das Gegenteil ist der Fall.

163) Lösung: (D)

I. Das Maximum für die Potentialdifferenz bei längerfristiger ACh-Gabe liegt höher als die Maxima bei kurzfristigen Gaben, während die Ausgangswerte gleich sind. Daraus resultiert eine größere Potentialdifferenz.

II. Diese Aussage wird durch die nach langfristiger ACh-Gabe langsam wieder steigenden Maxima (als Folge der langfristigen ACh-Gabe) bei kurzfristigen ACh-Gaben widerlegt.

III. Diese Aussage läßt sich aus dem linken Teil des Diagramms ableiten.

164) Lösung: (B)

Sollen die Farbstoffkonzentrationen halb so groß sein, so bedeutet das, daß die Farbintensität ebenfalls halb so groß ist wie in den zwei angegebenen Ausgangsdiagrammen. Für Diagramm 1 bedeutet das: bei der einfachen Farbstoffkonzentration c_1 beträgt die Farbintensität statt 20 nur noch 10 und bei der vierfachen Farbstoffkonzentration c_4 statt 80 nur noch 40.
Für Diagramm 2 bedeutet das: bei der einfachen Farbstoffkonzentration c_1 beträgt die Farbintensität statt 10 nur noch 5 und bei der vierfachen Farbstoffkonzentration c_4 statt 40 nur noch 20.
Die Steigung der beiden Geraden halbiert sich folglich. Bildet man nun die Summe, um die Gesamtintensität der Mischung zu erhalten, so muß für die einfache Farbstoffkonzentration c_1 die Farbintensität 15 und für die vierfache Farbstoffkonzentration c_4 die Farbintensität 60 betragen. Die Gerade muß bei der Farbstoffkonzentration 0 die Farbintensität 0 darstellen. Sie muß also im Ursprung beginnen.
Diese Gerade findet man in Diagramm (B).

165) Lösung: (C)

(A) Richtig. Nach 120 Minuten findet sich bei den linken Diagrammen eine geringere Höhe des schwarzen Feldes als bei den rechten.

(B) Beim Vergleich der Höhen der schraffierten Felder von oberen und unteren Diagrammen stellt man die Richtigkeit der Aussage fest.

(C) Hier sollen die beiden unteren Diagramme miteinander verglichen werden. Vergleicht man die punktierten Felder, so stellt man das Gegenteil der Aussage (C) fest.

(D) Es ist der Zeitraum zwischen 60 und 120 Minuten gemeint. Hier ist in den rechten Diagrammen eine geringere Höhe des schraffierten Feldes als in den linken festzustellen.

(E) Die Richtigkeit dieser Aussage ist mit dem Verlauf der Obergrenze der punktierten Felder von den oberen im Verhältnis zu den unteren Diagrammen zu erklären.

166) Lösung: (D)

(A) Die Mortalität für diese Altersgruppe beträgt 0,9. Dies ist der geringste der dargestellten Werte.

(B) Beim Ablesen der Werte für 26% - 35% Über- bzw. Untergewicht (in dieser Gruppe liegt 1/3 =33%) bei Männern zwischen 40 und 69 Jahren ergibt sich die Bestätigung der Aussage.

(C) Die Richtigkeit der Aussage ergibt sich durch die negative Steigung im Kurvenverlauf zwischen den gesuchten Werten.

(D) Nach dem Kurvenverlauf läßt sich nur die gegenteilige Aussage treffen.

(E) Diese Aussage kann wiederum durch Überprüfen der entsprechenden Werte im Diagramm bestätigt werden.

167) Lösung: (B)

(A) Aus dem linken Diagramm ergibt sich zwar ein größeres Plazentagewicht für männliche Kinder, das rechte Diagramm zeigt jedoch ein höheres Plazentagewicht bei Mehrgebärenden. Die Kombination dieser beiden Aussagen führt folglich nicht zu dem gesuchten Ergebnis.

(B) Die Steigung der Kurve I ist in diesem Bereich steiler als bei Kurve II (rechtes Diagramm). Die Aussage trifft also zu.

(C) Bei einer stetig von der 39. Schwangerschaftswoche steigenden Differenz der Plazentagewichte kann hier nur das Gegenteil der Aussage festgestellt werden.

(D) Begründet durch die während der zu untersuchenden Periode voneinander abweichenden Steigungsverhalten der Kurven für das Kindsgewicht für das Plazentagewicht kann keine Proportionalität vorhanden sein.

(E) Die Begründung der Fälschlichkeit dieser Aussage ist ähnlich der von Aussage (A).

168) Lösung: (E)

(A) Diese Aussage kann zweifelsfrei anhand der wesentlich niedrigeren Säulen während der Behandlung gegenüber dem Zustand vor der Behandlung getroffen werden.

(B) Da nach der Verminderung insgesamt gefragt wird, muß der Mittelwert aller Säulen jeder Gruppe während der Behandlung herangezogen werden. Dieser liegt links mit ca. 9% deutlich niedriger als rechts (ca. 15%).

(C) Richtig, da beide Säulen einen geringeren Anteil der Patienten mit Pilzbefall als 1/3 (= 33%) zeigen.

(D) Der Anteil der Patienten mit Pilzbefall im Auswurf soll also nach geringeren Werten auf Werte von mindestens 20% (= 1/5) steigen. Diese Aussage trifft für die Säule zum Zeitpunkt 9 Monate nach Behandlungsbeginn mit 28% zu.

(E) Diese Aussage ist aufgrund der starken Schwankungen des Anteils der Patienten mit Pilzbefall im Auswurf vom Zeitverlauf nicht korrekt. Außerdem wird keine Aussage zur "Nachhaltigkeit" eines Therapieerfolges getroffen.

169) Lösung: (D)

(A) Eine Änderung ist sowohl eine Verbesserung als auch eine Verschlechterung. Beide Werte sind vor der Beurteilung der Aussage jeweils zu addieren. Man erhält so den Beweis für die Richtigkeit der Aussage.

(B) Diese Aussage läßt sich durch den Vergleich der beiden linken Säulen im rechten Diagramm herleiten.

(C) Eine Auskunft über die Richtigkeit dieser Aussage gibt die rechte Säule des rechten Diagramms.

(D) Das würde bedeuten, daß die Beurteilung in höchstens 70% der Fälle übereinstimmt. Die Beurteilungen liegen jedoch im linken Diagramm im Vergleich zum rechten in annähernd gleicher Höhe (teilweise nahezu übereinstimmend).

(E) Das linke Diagramm zeigt:
Besserung (> 40%) + Verschlechterung (> 20%) = Veränderung (> 60%).

170) Lösung: (D)

(A) Richtig. Diese Aussage läßt sich anhand des Diagramms (8. Tag) leicht nachvollziehen.

(B) Gemeint ist Raum V (0 ppm NO_x). Hier zeigt sich eine Veränderung der Länge im Zeitraum zwischen dem 0. und dem 4. Tag von ca. 0,6 cm, im Zeitraum vom 5. bis zum 8. Tag ein Längenzuwachs um ca. 1,2 cm (2,0 – 0,8 = 1,2)

(C) Richtig. am 4. Tag ist in Raum IV bereits die Keimlingslänge erreicht, die in Raum V erst am 8. Tag erreicht wird.

(D) Falsch. Auch bei 500 ppm NO_x stagniert das Wachstum der Keimlinge am 4. Tag.

(E) Richtig. Das Wachstum in Raum IV ist nach dem 4. Tag abgeschlossen.

171) Lösung: (C)

Wenn Prazosin die α-Rezeptoren blockiert, so begünstigt es einen Blutdruckabfall. P_1 muß daher Prazosin sein.
Da Pindolol die β-Rezeptoren blockiert, begünstigt es einen Blutdruckanstieg. P_2 ist folglich Pindolol.

172) Lösung: (A)

(A) Die rechte Säule zeigt nur eine Anzahl von etwas weniger als 50% der Impflinge, die Antikörper zur Neutralisation von Antigen-Konzentrationen von mehr als 1000 mE/ml besitzen.
(B) Diese Aussage ist wahr. Sie läßt sich in der dritten Säule von links ablesen.
(C) Richtig. Etwa 5% der Versuchspersonen haben noch keine neutralisierungsfähigen Antikörper.
(D) Richtig. Erst etwa 40% der Versuchspersonen haben bereits Antikörper gebildet.
(E) Die Anzahl der Impflinge, die neutralisierungsfähige Antikörper bilden, steigt nur um ca. 5%, die Neutralisierungsfähigkeit wird jedoch stark erhöht: fast alle der Impflinge mit Antikörpern können mindestens 100 mE/ml Antigen neutralisieren.

173) Lösung: (B)

(A) Richtig. Die Aktivitäten beider Enzyme liegen mit Adrenalin überwiegend unter denen ohne Adrenalin.
(B) Nicht so bei Phosphorylase.
(C) Diese Aussage läßt sich anhand der linken Diagramme für die entsprechenden Substanzen treffen.
(D) Richtig. Alle anderen sinken oder stagnieren.
(E) Sowohl Anstieg als auch Abfall der Aktivität sind verstärkt.

174) Lösung: (E)

(A) Erste Position: U,
zweite Position: A,
dritte Position: C.
Die gesuchte Aminosäure befindet sich in der zweiten Zeile der dritten Spalte: "Tyr".
Erste Position: U,
zweite Position: A,
dritte Position: U.
Die gesuchte Aminosäure befindet sich in der ersten Zeile der dritten Spalte: ebenfalls "Tyr".
Außer diesen beiden Tripletts bedingt keines der anderen Tripletts eine Anlagerung von "Tyr".

(B) Die Richtigkeit der Antwort ergibt sich daraus, daß in der zweiten Spalte nur die erste Position über die Aminosäuren entscheidet.

(C) "Trp" ist die gesuchte Aminosäure (vierte Spalte, vierte Zeile).

(D) Richtig. Aus der Tabelle abzuleiten.

(E) Falsch. Man findet in der Tabelle gleichhäufig "(Stop)" wie "Ile" (jeweils drei mal).

175) Lösung: (B)

(A) Als hohe Ausgangstemperatur kann man die Temperatur 40 °C ansehen. Bei 0,1 °C Temperaturerhöhung tritt bereits die Empfindung "wärmer geworden" ein, die Empfindung "kalt geworden" dagegen erst bei einer Temperaturerniedrigung um 1,2 °C.

(B) Das bedeutet: Ausgangstemperatur = 35 °C (Abszisse), Temperaturerhöhung = 1 °C (Ordinate). Hier tritt nicht die Empfindung "wärmer geworden" sondern "warm geworden" ein.

(C) Richtig. Möglich wäre eine Temperaturabnahme um mindestens 0,15 °C oder eine Temperaturzunahme um mindestens 0,6 °C, um an die Grenzen der Empfindung "Dauerkalt" zu stoßen.

(D) Diese Aussage läßt sich dadurch begründen, daß eine Temperaturabnahme um z.B. 0,8 °C für die Auslösung der Empfindung "kälter geworden" bei der gegebenen Ausgangstemperatur ausreicht.

(E) Beide Temperaturänderungen liegen knapp innerhalb der geforderten Grenzen. Die Aussage ist also richtig.

176) Lösung: (A)

(A) Patient X weist laut Diagramm einen Erythrocytendurchmesser von ca. 7μm auf. Damit ist seine Krankheit nach der Tabelle als mikrocytäre Anämie zu identifizieren. Bei Patienten mit dieser Krankheit werden laut Tabelle die geringsten Rauminhalte der Erythrocyten gemessen.

(B) Die osmotische Resistenz bei mikrozytärer Anämie beträgt 0,48%, die relativ kleinste osmotische Resistenz liegt jedoch bei 0,38% (bei obstruktiver Gelbsucht).

(C) Patient Y kann durch Kombination des Erythrocytendurchmessers im Diagramm mit der zugehörigen Krankheit in der Tabelle als an perniciöser Anämie leidend klassifiziert werden. Das gesuchte Verhältnis ist ca. 0,25, nicht 0,19.

(D) Falsch, da der Erythrocytendurchmesser für Patient Y nach dem Diagramm im Durchschnitt etwas weniger als 9 μm (▷ 8,89 μm, perniciöse Anämie) und nicht 8,57 μm (obstruktive Gelbsucht) beträgt.

(E) Die osmotische Resistenz der Eythrocyten dieses Patienten liegt an der Obergrenze des normalen Bereichs.

177) Lösung: (C)

Bei annähernder Proportionalität zwischen P und Vol muß im jeweils ersten Diagramm eine annähernde Gerade vorliegen. Die Kurve für die Hohlvenen (jeweils zweites Diagramm) muß nach der Texterklärung einen scharfen Knick nach vorausgegangener starker Steigung von Vol bei geringer p-Zunahme aufweisen.
Beide Eigenschaften werden nur durch (C) verbunden.

178) Lösung: (E)

(A) Bei einem Cu-Gehalt des Bodens von ca. 1000 $\mu g/g$ ist Pilzart 1 um ca. 50% reduziert. Pilzart 3 ist dort in ihrem Vorkommen auf ca. 75% reduziert worden. Das entspricht einer Reduktion um ca. 25% (Abb. 2).

(B) 4 km vom Hüttenwerk entfernt liegt ein Boden-Cu-Gehalt von etwas weniger als 100 $\mu g/g$ vor (Abb. 1). Dieser Cu-Gehalt beeinträchtigt laut Abb. 2 das Vorkommen von Pilzart 4 nicht.

(C) Richtig, da bei geringem Cu-Bodengehalt nur die Pilzarten 1-4, nicht aber die Pilzarten 5 und 6 vorkommen.

(D) Nach Abb. 1 läßt sich ein Cu-Gehalt des Bodens von ca. 10000 $\mu g/g$ bestimmen.Das bedeutet für die Pilzarten 1-3 eine Reduzierung auf maximal 25% (< 1/3).

(E) Cu-Gehalt des Bodens: ca. 300-5000 $\mu g/g$ (nach Abb. 1). In einer Bodenkonzentration > 5000 $\mu g/g$, d.h. in größeren Entfernungen, ist die Häufigkeit dieser Pilzarten höher als in Entfernungen von 1-2 km (nach Abb. 2).

179) Lösung: (A)

(A) Die Erhaltungsdosis richtet sich nicht nur nach dem Körpergewicht, sondern auch nach der Theophyllin-Serumkonzentration 8 Stunden nach der Testdosis. Die Aussage kann daher ohne Berücksichtigung des zweitgenannten Aspektes nicht getroffen werden.

(B) Richtig. Beide Werte ändern bei Variation eines dieser Werte ihre Größe in dieselbe Richtung.

(C) Verbindet man im Nomogramm die Werte 505 mg Theophyllin (= Testdosis für Personen mit 90 kg Körpergewicht) mit der Theophyllin-Serumkonzentration 15 mg/l, so ergibt sich eine Erhaltungsdosis von ca. 405 mg/24 Stunden. Für jede Theophyllin-Serumkonzentration, die niedriger als 15 mg/l liegt, ergeben sich folglich Erhaltungsdosen, die größer sind als 400 mg/24 Stunden.

(D) Richtig. Die zugehörige Theophyllin-Serum-Konzentration 8 Stunden nach Testdosis beträgt dann ca. 14,5 mg/l.

(E) Richtig. Die durch die genannten Punkte gelegte Gerade schneidet die Achse der Erhaltungsdosis nicht innerhalb des Nomogramms.

180) Lösung: (C)

(A) 7 von 12 Probanden A-L zeigen eine Blutdruckverminderung. Das entspricht ca. 57%.
(B) 5 von 12 Patienten (≈ 43%) reagieren mit Blutdruckanstieg. Das ist deutlich mehr als ein Drittel (≈ 33%).
(C) Die insgesamt stärkeren Blutdruckabweichungen findet man bei kochsalzarmer Kost: −20 mmHg bis ca. + 10 mmHg, also eine Schwankung von ca. 30 mmHg. Dagegen beträgt die maximale Schwankung bei kaliumangereicherter Kost maximal ca, 20 mmHg.
(D) Richtig. Maximal sind hier gegenüber der kochsalzarmen Kost mit Blutdrucksenkungen um bis zu 20 mmHg nur Senkungen um bis zu etwa 10 mmHg vorhanden.
(E) Dies sind Patient B, Patient G und Patient L.

181) Lösung: (C)

(A) Nicht die Gesamtzahl fällt ab, sondern der Anteil der dargestellten weißen Blutzellen an der Gesamtzahl der weißen Blutzellen.

(B) Von einer Umwandlung einer Zellart in die andere ist keine Rede.

(C) Das ergibt sich allein aus der Addition der prozentualen Anteile an der Gesamtzahl im Normalzustand (=erster eingetragener Wert):
28% + 7% + 5% + 3% = 43%. Es sind also hier nur 43 % der im Normalzustand vorliegenden weißen Blutzellen gezeigt.

(D) Falsch. Gerade in der Heilphase steigt die prozentuale Lymphocytenzahl. Diese Erhöhung setzt bereits in der Überwindungsphase ein. Ein starker prozentualer Abfall der Lymphozytenzahl dagegen ist ab dem zweiten Krankheitstag bis zur Überwindungsphase und dann erst wieder ab der Mitte der Heilphase zu beobachten.

(E) Im Diagramm ist an keiner Stelle definiert worden, bei welcher Körpertemperatur man von Fieber spricht. Außerdem sind beispielsweise am 5. - 7. Krankheitstag eosinophile Blutzellen nachweisbar, obwohl relativ hohe Körpertemperaturen vorliegen.

182) Lösung: (D)

(A) Richtig. Nach 6 Jahren erhält man bei Betrachtung der gepunkteten Linie ca. 75% Überlebende.

(B) Richtig, da nach neun Jahren Behandlungsdauer (die Patienten gelten laut Text als geheilt) die größte Häufigkeit der Überlebenden in der Reihenfolge der Gruppen - I, II, III, IV - geordnet ist.

(C) Richtig. Erst nach dem 5. Jahr entwickeln sich die beiden Kurven auseinander.

(D) Das Diagramm gibt keine Auskunft über eine "Besserung" des Krankheitsbildes.

(E) Zu Beginn des 7. Jahres (also nach Ablauf des 6. Jahres) lebten noch 85% der angesprochenen Patienten, nach Ablauf des 8. Jahre snur noch ca. 70%. Danach stagniert die Überlebendenzahl. Insgesamt sind also 30% dieser Patienten gestorben, 15% jedoch im 7. und 8. Jahr. Das ist gerade die Hälfte der insgesamt verstorbenen Patienten, deren Krankheit im Stadium III erkannt wurde.

183) Lösung: (B)

(A) Durch Vergleichen der Werte in der Tabelle kann man sich von der Richtigkeit der Aussage überzeugen.

(B) 1956-58 waren 26,6 von 201,3 Patienten betroffen. Das entspricht etwa einem Achtel. 1976-78 waren jedoch 56,1 von 262,6 Patienten (das entspricht ca. einem Fünftel), nicht jedoch jeder Dritte, betroffen.

(C) Sterberisiko = Anzahl der Erkrankten : Anzahl der Gestorbenen

Gebärmutterhalskrebs:

1956-58: 11,3 : 59,8 $\approx 1/6$

1976-78: 10,7 : 32,9 $\approx 1/3$

$1/3 < 1/6$.

Das Sterberisiko ist größer geworden.

Prostatakrebs:

1956-58: 23,2 :26,6 ≈ 1

1976-78: 33,5 : 56,1 $\approx 1/2$

$1/2 < 1$

Das Sterberisiko ist kleiner geworden.

(D) Man muß zur Beantwortung dieser Aussage männliche <u>und</u> weibliche Patienten betrachten. Bei Männern hat sich die relative Anzahl gegenüber allen anderen Krebsarten weitaus am meisten erhöht, bei Frauen ebenfalls. Insgesamt ergibt sich daraus durch die - wenn auch sehr grobe - Abschätzung die Richtigkeit der Aussage.

(E) Männer: 74,6 : 80,9 $\approx$ 101,6 : 110,3

$\approx 10/11$.

Frauen: 12,7 : 13,0 $\approx$ 22,6 : 23,1

≈ 1

184) Lösung: (A)

(A) Addiert man die prozentualen Werte der Wahrscheinlichkeiten für die aufgeführten Organe bei 75-jährigen Frauen und subtrahiert diesen Wert von der Gesamtwahrscheinlichkeit (= 100%), so erhält man:
ca. 9% + ca. 10% + ca. 11% + ca. 20% = ca. 50%.
Das entspricht etwa jeder zweiter Patientin.

(B) Der Primärtumor wird mit größter Wahrscheinlichkeit unter den hier aufgeführten in der Brust zu lokalisieren sein.

(C) In diesem Diagramm wird keine Aussage über die "Bösartigkeit" des Brustkrebses gemacht.

(D) Das Gegenteil ist der Fall.

(E) Das Gegenteil ist der Fall.

Die Original-GCA-Testvorbereitungsbibliothek

Folgende Bücher sind im GCA-Verlag zum Thema TMS erschienen und können im gut sortierten Buchhandel oder direkt beim Verlag erworben werden:

zum Einstieg:

Leitfaden zur Testvorbereitung. [3-928973-02-9]	DM 12,80
Erfolg durch systematische Bearbeitungsmethoden. [3-928973-00-2]	DM 15,80

Testversionen und Lösungen:

Lösungsbuch zu den veröffenlichten Originalversionen; Band 1: Lösungen zu: Der neue TMS. [3-9802416-4-5]	DM 14,80
Lösungsbuch zu den veröffenlichten Originalversionen; Band 2 Lösungen zu: Akt.Originalvers. 2. [3-9802416-5-3]	DM 14,80
Vollständige Testsimulation 1. [3-9802416-7-x]	DM 22,80
Lösungsbuch zu: Vollständige Testsimulation 1. [3-9802416-8-8]	DM 14,80
Multiple-choice-Strategien sinnvoll einsetzen. [3-928973-06-1]	DM 14,80

Zum gezielten Training einzelner Untertests:

Aufgabensammlung zu den Untertests: Muster zuordnen, Schlauchfiguren, Fig. lernen, Fakten lernen. [3-9802416-1-0]	DM 17,80
Vertiefungstraining "Quantitative und formale Probleme". [3-9802416-9-6]	DM 24,80
Vertiefungstraining "Diagramme und Tabellen". [3-928973-03-7]	DM 24,80
Vertiefungstraining "Med.-naturwiss. Grundverständnis" und "Textverständnis". [3-928973-04-5]	DM 24,80
Vertiefungstraining "Figuren lernen" und "Fakten lernen". [3-928973-05-3]	DM 19,80
Vertiefungstraining "Schlauchfiguren". [3-928973-07-x]	DM 19,80
Vertiefungstraining "Muster zuordnen" [3-928973-08-8]	DM 19,80
Trainingsblock zum Untertest: Konzentriertes und sorgfältiges Arbeiten; computerlesbare Schriftfarbe. [3-9802416-2-9]	DM 16,80
Übungswürfel zum Untertest: Schlauchfiguren; Würfelbausatz aus Acrylglas - mit Kabelmaterial. [3-9802416-3-7]	DM 19,80

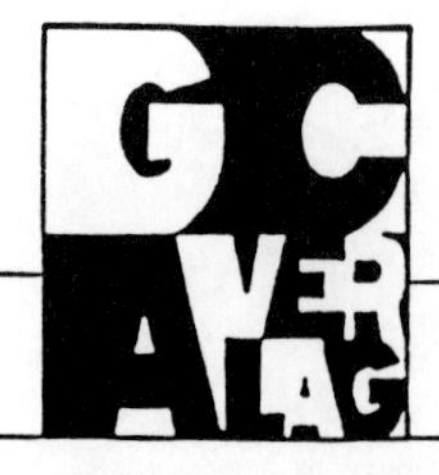

ZfTT Zentralstelle für Testtraining der GCA mbH.

Bahnhofstrasse 31 - 58313 Herdecke / Ruhr
Telefon (02330) 10520 - Telefax (02330) 2207

Das kreative Trainingskonzept.